课程思政特色教材

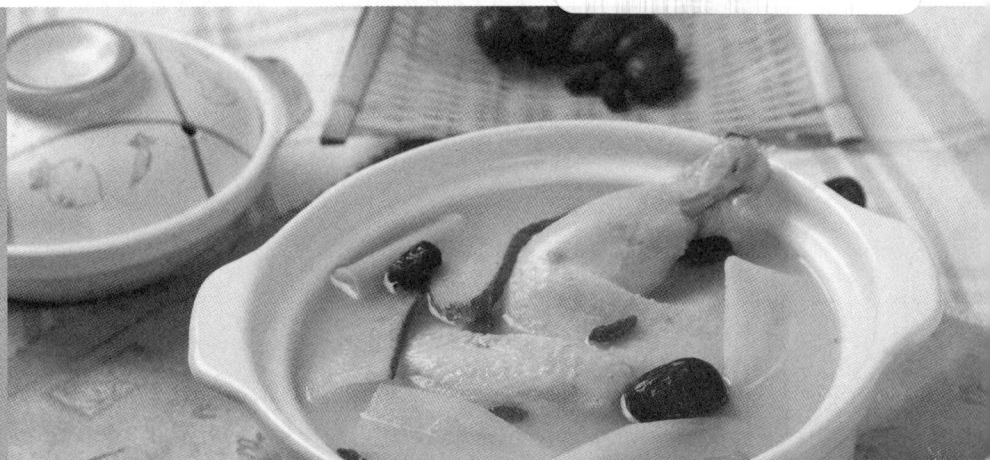

# 营养与膳食

主　审　侯志春　肖洪松

主　编　付　雨　吴仕英

副主编　曾　莉　王利仙

编　者　（以姓氏笔画为序）

丁光明　成都市第六人民医院

王利仙　成都老年康疗院

付　雨　四川城市职业学院

刘茂霞　成都老年康疗院

孙春丽　成都老年康疗院

李　瑶　成都老年康疗院

吴仕英　成都老年康疗院

邹思政　四川城市职业学院

秦　维　四川城市职业学院

高　婧　成都老年康疗院

董天宏　成都老年康疗院

曾　莉　四川城市职业学院

华中科技大学出版社
http://press.hust.edu.cn
中国·武汉

# 内 容 简 介

本书是高等卫生职业教育校企合作共同编写的课程思政特色教材。

本书共分为七章,主要内容包括中国饮食文化、营养学基础、膳食结构与食物营养价值管理、营养调查与评价、不同人群的营养与膳食、常见疾病的膳食营养指导、常见的营养干预技术及管理。

本书适合高职高专智慧健康养老服务与管理、现代家政服务与管理、护理、康复治疗技术等专业使用,也可作为大众学习营养与膳食知识的参考读物。

**图书在版编目(CIP)数据**

营养与膳食/付雨,吴仕英主编. —武汉:华中科技大学出版社,2022.11(2024.7重印)
ISBN 978-7-5680-8792-6

Ⅰ. ①营… Ⅱ. ①付… ②吴… Ⅲ. ①膳食营养-教材 Ⅳ. ①R151.4

中国版本图书馆 CIP 数据核字(2022)第 215910 号

**营养与膳食**
Yingyang yu Shanshi

付　雨　吴仕英　主编

策划编辑:汪飒婷
责任编辑:马梦雪
封面设计:廖亚萍
责任校对:刘　竣
责任监印:周治超
出版发行:华中科技大学出版社(中国·武汉)　　电话:(027)81321913
　　　　　武汉市东湖新技术开发区华工科技园　　邮编:430223
录　　排:华中科技大学惠友文印中心
印　　刷:武汉市洪林印务有限公司
开　　本:889mm×1194mm　1/16
印　　张:8
字　　数:238千字
版　　次:2024 年 7 月第 1 版第 2 次印刷
定　　价:39.80 元

# 网络增值服务

## 使用说明

欢迎使用华中科技大学出版社教学资源网

### ① 教师使用流程

（1）登录网址：**http://yixue.hustp.com** （注册时请选择教师用户）

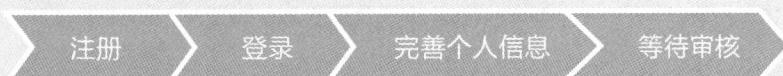

注册 ＞ 登录 ＞ 完善个人信息 ＞ 等待审核

（2）审核通过后，您可以在网站使用以下功能：

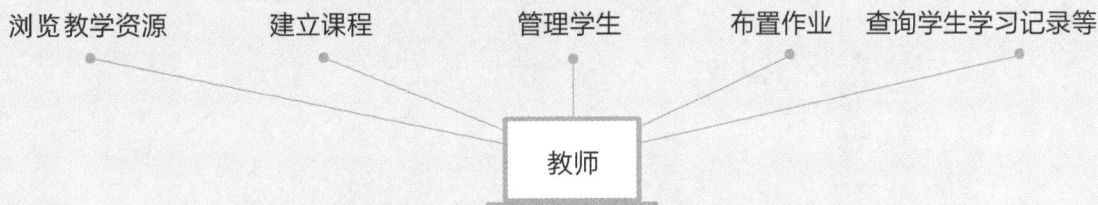

浏览教学资源　　建立课程　　管理学生　　布置作业　查询学生学习记录等

教师

### ② 学员使用流程

（建议学员在PC端完成注册、登录、完善个人信息的操作）

（1）PC 端操作步骤

① 登录网址：http://yixue.hustp.com（注册时请选择普通用户）

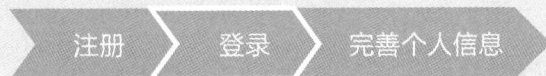

注册 ＞ 登录 ＞ 完善个人信息

② 查看课程资源：（如有学习码，请在个人中心 - 学习码验证中先验证，再进行操作）

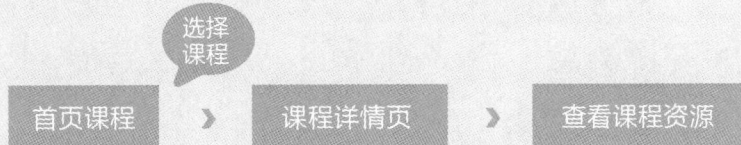

选择课程

首页课程 ＞ 课程详情页 ＞ 查看课程资源

（2）手机端扫码操作步骤

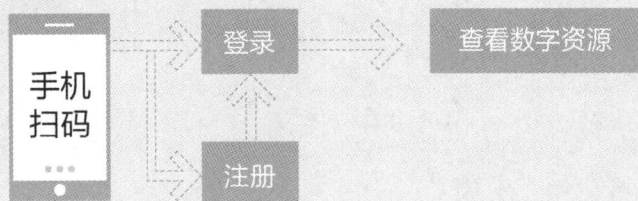

手机扫码 → 登录 → 查看数字资源

注册

随着社会发展和人口老龄化程度加深,营养与膳食成了社会发展的重要组成部分,也成了影响人类疾病发生及发展的重要因素。不同人群对营养素的需求不同,不同营养素都需要均衡搭配,合理膳食、均衡营养是保证人体健康,防病乃至治病的重要条件。

本教材基于"课程思政"理念,针对职业院校人才培养目标要求编写而成。同时,本着"能力本位""岗位群导向""与时俱进"原则,以及"行业支持,企业参与"的校企合作要求,本教材编者均是高等职业院校资深教师和临床从事营养与膳食、临床慢性病诊治相关工作的专业人员,并根据各自专长选择编写相应章节。

本教材从中国饮食文化、营养学基础、膳食结构与食物营养价值管理、营养调查与评价、不同人群的营养与膳食、常见疾病的膳食营养指导、常见的营养干预技术及管理七个方面介绍了营养与膳食的基础知识,适合高职高专智慧健康养老服务与管理、现代家政服务与管理等专业使用,也可作为大众学习营养与膳食知识的参考读物。本教材强调适应卫生职业教育、教学的发展趋势,体现"以就业为导向,以能力为本位,以发展技能为核心"的职业教育培养理念,理论知识强调"必需、够用",强化技能培养、突出实用性。本教材还设置了情景导入、拓展阅读、课程思政板块、同步练习等内容,融入了最新营养学知识,使本教材具有权威性、科学性和实用性。通过学习本教材的内容,初学者可以具备基础的营养学知识,并能针对不同人群提供日常营养指导、膳食评价和为特殊人群及典型疾病编制食谱。

本书在编写过程中受到领导的高度重视,四川城市职业学院校长助理、医学与健康学院院长侯志春教授和成都老年康疗院肖洪松院长亲自担任本书的主审。

各位编委老师各司其职,选择自己熟悉且擅长的领域开展编写工作,具体分工如下:第一章由秦维老师负责编写,第二章由邹思政老师负责编写,第三章由曾莉老师负责编写,第四章由高婧、刘茂霞老师负责编写,第五章由付雨老师负责编写,第六章由董天宏、吴仕英、丁光明、李瑶、孙春丽、高婧老师负责编写,第七章由王利仙、李瑶老师负责编写。

希望本教材能对营养与膳食理念的更新、传递、适用起到推动作用,这是编者的共同心愿,但限于编者经验与水平,书中疏漏之处在所难免,恳请读者批评指正。

编　　者

目 录
CONTENTS

# 中国饮食文化

## 第一节　中国饮食文化的演变

【情景导入】

　　贾母笑道："你把茄鲞搛些喂他。"凤姐儿听说,依言搛些茄鲞送入刘姥姥口中,因笑道："你们天天吃茄子,也尝尝我们的茄子弄的可口不可口?"刘姥姥笑道："别哄我了,茄子跑出这个味儿来了,我们也不用种粮食,只种茄子了。"众人笑道："真是茄子,我们再不哄你。"刘姥姥诧异道："真是茄子?我白吃了半日。姑奶奶再喂我些,这一口,细嚼嚼。"凤姐儿果又搛了些放入口内。刘姥姥细嚼了半日,笑道："虽有一点茄子香,只是还不像是茄子。告诉我是什么法子弄的,我也弄着吃去。"凤姐笑道："这也不难。你把才摘下来的茄子,把皮刨了,只要净肉,切成碎丁子,用鸡油炸了,再用鸡脯子肉并香菌、新笋、蘑菇、五香豆腐干、各色干果子,俱切成丁子,用鸡汤煨干,将香油一收,外加糟油一拌,盛在瓷罐子里封严,要吃时拿出来,用炒的鸡瓜一拌就是。"刘姥姥听了,摇头吐舌道："我的佛祖!倒得十来只鸡来配他,怪道这个味儿!"

　　请同学们回忆一下,你所吃到的工序最复杂的一道菜是什么?有几道工序?

　　民以食为天,中国饮食文化历史悠久,博大精深。它经历了几千年的历史发展,自原始社会以来,一直经久不衰,成为中华民族引以为傲的物质文明和精神文明的重要载体,成为中华民族的优秀文化遗产、世界饮食文化宝库中的一颗璀璨的明珠。

### 一、中国饮食文化的定义

　　饮食是一个广泛的概念,最初是人们求生存的本能性活动,是维持生命需要而进行的饮与食。在营养学中,饮食指人类或其他生物摄取食物过程的总和。人体通过摄取食物中的营养素来获取能量,以维持机体的各种生理功能和生命活动。人体所需的营养素包括蛋白质、脂类、碳水化合物、矿物质、维生素等。

　　饮食文化是指特定社会群体在食物原料开发利用、食品制作和饮食消费过程中的技术、科学、艺术,以及以饮食为基础的习俗、传统、思想和哲学,即人们在长期的饮食生产加工和饮食消费过程中创造和积累的物质财富和精神财富的总和。饮食文化内涵丰富,包括食材、器具、制作、礼俗、卫生、思想、文献、饮食文化交流等诸多内容,这些内容构成了饮食文化体系。饮食文化体系同文化体系结构一样,可以分为三个层面:物质层面、制度层面、精神层面。饮食文化的物质层面包含食材的开发、利用和生产,饮食器具的发明、使用和创新,饮食产品的制作、加工和消费等内容。饮食文化的制度层面包含饮食活动所涉及的民俗风情、礼仪制度、交际方式等内容。饮食文化的精神层面包含饮食文化中所蕴含的哲学思想、伦理观念、文艺审美意识等内容。这三个层面相互依存、相互融合、相互影响,共同构成完整的饮食文化体系。

Note

【拓展阅读】

## 中国古代"食圣"——袁枚

　　袁枚(1716—1798 年),字子才,号简斋,晚年自号仓山居士、随园主人、随园老人。清朝诗人、散文家、文学批评家和美食家。与赵翼、蒋士铨合称为"乾嘉三大家",又与赵翼、张问陶并称"性灵派三大家",为"清代骈文八大家"之一,文笔与大学士纪昀齐名,时称"南袁北纪",有中国古代"食圣"之誉。

　　《随园食单》是袁枚所撰,全书内容丰富而系统,将各种烹饪经验兼收并蓄,融汇各地风味特点,既有具体操作过程,也有精辟的理论概述,是清代烹饪文献的集大成者,是研究中国饮食史和烹饪理论的重要文献。《随园食单》从烹饪技术理论出发,从采办加工到烹调装盘以及菜品用器等,都做了详尽的论述,并对当时国内很多地区的美食进行点评鉴赏,是一本划时代的烹饪典籍。

　　中国饮食文化的发展是五千年华夏文明的缩影,从茹毛饮血到用火熟食,从上古时期的雏形期再到唐宋时期的蓬勃发展期,最后进入现代的繁荣新阶段,中国饮食文化是中华民族智慧和创造力的结晶。中国饮食文化的概念有广义和狭义之分。

　　广义的中国饮食文化是指中华民族在长期的社会生活实践中,以饮食对象为主要内容,不断创造的物质财富和精神财富的总和,即人们食生产和食生活的方式、过程、功能等结构组合而成的全部食事的总和。狭义的中国饮食文化是指中华民族在长期的饮食消费过程中所创造和积累的物质财富和精神财富的总和,涉及饮食品种、饮食器具、饮食风俗、饮食服务等方面。

### 二、中国饮食文化的发展与传承

　　关于中国饮食文化的起源,国内学者一致认为是从使用火开始的。火的使用促使人们脱离了"生吞活剥""茹毛饮血"的阶段,一方面为人类烹调技术多样化创造了可能,另一方面使人类产生了釜、甑等烹饪工具。原始社会时期是中国饮食文化初始阶段。当时人们已学会种植禾、稷等农作物与饲养猪、犬、羊等家畜,这时便已奠定了我国以农产品为主,肉类为辅的杂食性饮食结构的基础。与此同时,人们已制造出鼎、釜、甑等烹饪陶器,在取食器方面已出现骨匕、石刀,从其烹饪器具可以看出当时的烹调技术,只有炮、炙、蒸、煮等几种初级方法。先秦时期是中国饮食文化真正形成的时期,经过夏商周近两千年的发展,中国传统饮食文化的特点已基本形成。西周及春秋战国时期是中国饮食文化的定型期,这一时期饮食已经日渐多样化,随之而来的是饮食礼仪上的变化,贵族的饮食活动礼仪化的色彩依然非常浓厚,但已经更加规范化。青铜制作的饮食器具开始衰落,漆器被广泛用于日常生活的各个方面。

　　秦汉至隋唐时期是封建社会发展时期,中国饮食文化承上启下,伴随着封建王朝盛衰更替,在起伏中不断发展前行。秦汉时期中外文化交流进入初步发展阶段,隋唐时期对外交流更为频繁,推动了中国饮食文化的稳步发展。汉代打通了丝绸之路,引进芝麻(胡麻)、胡萝卜、茴香、豇豆(胡豆)、核桃(胡桃)、苜蓿(主要用作马粮)等。魏晋南北朝时期是中国饮食文化的交融期,游牧文化与农耕文化的大融合,中原文化与江南文化的大融合,使饮食习惯不断变化、文化不断丰富。烹调方式也以炒为主,饮食著作如南朝齐人虞悰的《食珍录》、北魏人崔浩的《食经》等相继出现。唐代中国饮食文化进入繁荣期。孙思邈的食疗专著《千金食治》全面而系统地论述了药食之间的关系,食疗应注意的事项等,并将中医五行理论与食疗相结合,从而将药学和饮食学两个不同的学科结合起来,对我国食疗养生学的发展有深远影响。

　　宋元明清时期,封建社会发展步入中晚期。近千年的饮食文化发展过程使中国饮食文化步入成熟阶段。自宋代起中国城市化脚步加快,出现了大的商业市镇。由于城市人口集中,各民族杂居,所以城市饮食业也囊括了各地、各民族饮食文化的精华。元代是饮食文化调整和集大成的时期,辽代民族饮食及礼仪开始大量出现在饮食市场。这个时期饮食文化研究再次出现高潮,如忽思慧的《饮膳正要》和贾铭的《饮食须知》等,其中《饮膳正要》是我国现存第一部食疗养生的营养学专著。明清时期食品的制作工艺也已渐成传统,出现了以味区分做菜的行帮,并最终形成了苏菜、粤菜、川菜、鲁菜四大地方菜肴体系。烹饪技法更是到了登峰造极的地步,方法已达上百种,"满汉全席"则是满族与汉族饮食结合的代表。

进入近现代时期的中国,完成了从没落到复兴的伟大转变,中国饮食文化在这一时期也进行了深刻的转型和全面复兴。随着居民收入水平的提高、食品种类的丰富,人们对饮食消费的要求不仅是吃饱、吃好,更要吃出健康,食品消费结构也发生了较大变化。人们的饮食习惯,由原来的饱餐型向营养型、新鲜型、简便型转变。亚洲食学论坛主席、中国食文化研究会终身荣誉会长赵荣光先生在《中国饮食文化史》一书中,论述中华民族饮食文化的发展有"四大基础理论",即"食医合一""饮食养生""本味主张""孔孟之道"。也就是说,饮食文化如果从学科建设的理论基础看,是一个多元的、多层次递进、具有阶段性积淀的理论体系。按照赵荣光先生的饮食文化"层次论",我国人民脱离了"果腹层",基本都进入了"小康层""富家层"乃至于"贵族层"。

# 第二节　中国饮食文化的特征

## 【情景导入】

你和朋友一起去博物馆参观,看到了商周时期的鼎和簋,西汉时期的食器,唐宋文人留下的手稿,他们沿着历史长河走到你面前,向你展示千年前人们的生活与饮食……

出了博物馆,你和朋友一起去清真餐厅吃饭,餐厅里张贴着"禁止烟酒"的标志。你想起了少数民族饮食文化背后的故事。

中国饮食文化具有丰富而鲜明的特征,这些特征构成了中国饮食文化的典型传统与基本风格,并传承至今,对中国饮食文化乃至中华民族的整体文化都具有深远的影响。中国饮食文化的主要特征如下。

### 一、农耕文明对饮食文化的影响较大

中国古代的社会经济基础是农耕经济,因此中国饮食文化天然地印刻上了农耕文明的特征。中国饮食文化从诞生起,经历了从生食、熟食、自然烹饪到科学烹饪的发展时期,形成了内涵丰富、农耕文明特征鲜明的特点。战国时期的思想家荀子重视农时,主张顺应农时以便得到充足的食物。《荀子·王制》记载:"草木荣华滋硕之时,则斧斤不入山林,不夭其生,不绝其长也……春耕、夏耘、秋收、冬藏,四者不失时,故五谷不绝,而百姓有余食也。"顺应季节变化安排农耕,这是维持社会稳定和保障百姓生活的前提。

中国饮食文化的农耕文明特点还体现在古人每日进食的次数和时间安排上,即饮食要服务于农耕文化。先秦时期由于执行的是"日出而作,日落而息",当时实行一日两餐制,第一次"朝食"大概是上午 9 时,第二次"铺食"又名"飧",大约在下午 4 时。古人的一日两餐制在顺应农耕的同时,也节约了时间和食物。河北、河南和山西三省交界的山区和山东西南地区的居民,有的至今仍保留一日两餐的习俗。汉代时,随着经济的发达,开始出现了一日三餐制,并一直延续至今。

### 二、食医合一

中国饮食文化中有一个显著的特点,即食医合一,强调人的饮食必须有利于养生,以食疗疾,识性饮食,饮食有节,以求健康长寿。食养合一、食药一体、医食同源等理论,都体现了这一特点。

早在西周时期,宫廷之中即有主管君主饮食与调理的"食医"。《黄帝内经》中记载:"虚则补之,药以祛之,食以随之。"这说明一些特定的食物对疾病的治疗有辅助作用,将以药治病和以食调养两个方面结合起来,可共同促进身体的早日恢复。此外,《黄帝内经》明确倡导"不治已病治未病","五谷为养,五果为助,五畜为益,五菜为充"(简称"养、助、益、充")的著名理念,意思是用合理的日常饮食结构来蓄精益气和预防疾病,达到健身防病和延年益寿的目的。这与国际医学界和营养学界提倡的健康膳食金字塔结构基本相同。唐代医学家和养生家孙思邈(图 1-1)《备急千金要方·食治》提出

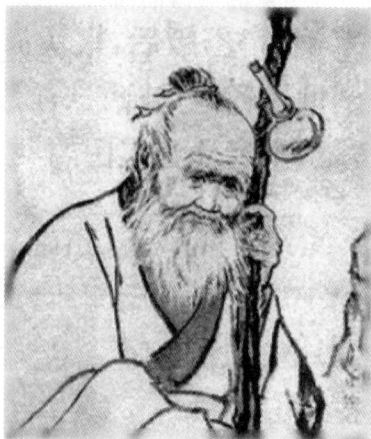

图 1-1 孙思邈

的"若能用食平疴,释情遣疾者,可谓良工",进一步发展了医食同源理论。

元代宫廷太医忽思慧所撰《饮膳正要》(图 1-2)是一部古代营养学专著。该书记载的药膳方和食疗方非常丰富,特别注重阐述各种饮馔的性味与滋补作用,并有妊娠食忌、乳母食忌、饮酒避忌等内容。它从健康人的实际饮食需要出发,以正常膳食标准立论,制定了一套饮食卫生法则。

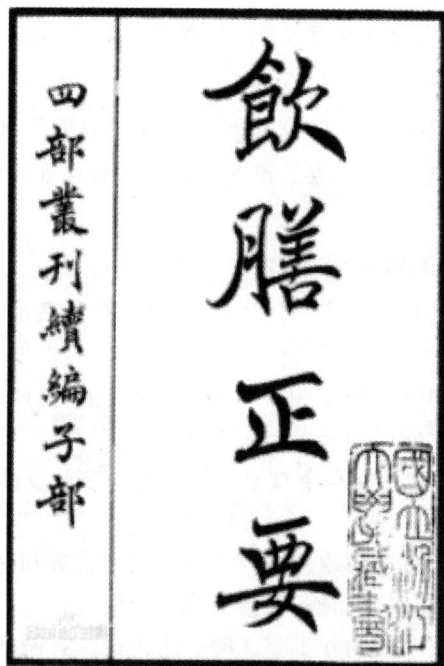

图 1-2 忽思慧《饮膳正要》(影印本)

### 三、地域差异鲜明

中国地域广阔,不同地区的人们对饮食的要求也不同,使得我国各地的饮食习惯和结构也有所不同,形成了具有鲜明地域特色的饮食文化。比如南方地区种植水稻,而北方地区种植小麦,故南方主食以米为主,北方主食以面为先,形成了"南米北面"的主食格局。此外,我国有"南甜、北咸、东辣、西酸"之类的说法,显示出我国饮食习惯上的地区差异性。我国的"八大菜系"就能很好地反映这一点。如川菜以"辣"著称,与当地人要抵御潮湿多雨的天气有关。鲁菜则是擅长调制,精于火候工艺,口味以咸鲜为主。除了主食与菜系的差异以外,不同地域的风俗也影响着当地的饮食习惯。例如,北方地区除夕晚上有吃饺子、吃面的风俗。而南方渔产丰富,每逢重大节日庆贺时便少不了鱼,有"年年有余"之意。

**【拓展阅读】**

### 苏 式 汤 面

苏州人吃面是有传统的,老苏州人把喝茶、吃面、听评弹当成了每日的必修课。苏州人的一碗汤面,早已超出了一顿简单的早饭的范畴,且深深融入了"苏式生活"之中。苏式汤面最考究的是面汤,汤要清而不油,味要鲜而食后口不干。制作面汤称为"吊汤",相当于饭店里的烧高汤。各家大小面店都将汤料的配方视作传家之宝,秘不外传。食客在点面时可以对汤面做很多定制:"宽汤"指汤多面少,"紧汤"则反之;"重青"指多放蒜叶,"免青"则指不放蒜叶;"重面轻浇"指面多浇头少,"重浇轻面"则反之;"过桥"指浇头用另外的盘子盛放,不浸于面中。这些要求,老吃客一般都会事先关照好唱面的跑堂倌。

### 四、注重食礼文化

《礼记·礼运》记载"夫礼之初,始诸饮食",体现了食礼在诸礼中的本源性地位。中国的"食礼传统"萌芽于先秦时期,儒家学派的三大宗师——孔子、孟子、荀子又继续对食礼加以规范,补充进仁、义、礼、法等内涵,将其拓展成人与人的伦理关系,后世吸取其中积极健康的内容,即人与人之间的行为准则和筵席、餐饮上的礼尚往来,在长期流传过程中演变成广大人民群众接受的、合理的饮食礼仪和礼俗,比如在重要场合座席的方向、座次的顺序、箸匙的排列、上菜的次序等。故食礼首先是人们社会等级身份与社会秩序的认定和表现,其次是以其为核心的文化形态的演绎与展示。

饮食不仅仅是维持生命的基础,更是一种重礼仪的伦理观念和处世之道。《道德经》载:"甘其食,美其服,安其居,乐其俗。"这告诫人们要用平和自然的心态面对饮食、面对生活,时刻保持平和的生活状态。"礼仪"作为内在的伦理精神始终贯穿在饮食活动过程中,从而构成中国饮食文明的逻辑起点。

# 第三节 多彩饮食文化

**【情景导入】**

蟹乃食中珍味,俗话说"一盘蟹,顶桌菜",蟹不但味美,且营养丰富,富含蛋白质。蟹肉外形为长短不等的条状或块状,颜色呈淡黄色。从古至今,喜爱大闸蟹的名人不胜枚举,苏轼就很爱吃蟹,其所作《老饕赋》载:"尝项上之一脔,嚼霜前之两螯。烂樱珠之煎蜜,滃杏酪之蒸羔。蛤半熟而含酒,蟹微生而带糟。盖聚物之天美,以养吾之老饕。"

### 一、中国八大菜系

菜系,也称"帮菜",是指在选料、切配、烹调等方面,经长期演变而自成体系,具有鲜明的地方风味特色,并为社会所认可的中国饮食的菜肴流派。通常有"四大菜系""八大菜系""十大菜系""十二大菜系"之说。在春秋战国时期,南北地区的饮食文化差异就开始显现。到了唐宋时期,南北两种不同的饮食文化体系就已形成。到清初,鲁菜、苏菜、粤菜和川菜成为当时极具影响力的地方菜,合称为"四大菜系"。鸦片战争后,受西方影响较大的粤菜自成一格,脱颖而出。随着饮食文化的不断发展,到清朝末期,浙菜、闽菜、湘菜、徽菜这几个新的地方菜系开始形成,与之前的四大菜系共同构成了"八大菜系"。有人提出在八大菜系的基础上加上具有精湛烹调技术的北京菜和上海菜,合称"十大菜系"。或在十大菜系的基础上再加上河南豫菜、陕西秦菜,合称"十二大菜系"。以下,简单给大家介绍一下"八大菜系"。

(一)八大菜系之鲁菜

鲁菜是山东菜,起源于山东的齐鲁风味,是我国八大传统菜系中唯一的自封菜系。

菜系特点:山东菜由济南菜和胶东菜两个地方菜系发展而成,特点是口味以咸鲜为主,突出本味,以"爆"见长,注重火工、精于制汤,注重用汤、烹制海鲜,丰满实惠、风格大气。

烹调特点:胶东菜以烹制各种海鲜而驰名,讲究清鲜、脆嫩,原汁原味。烹调方法以炸、熘、爆、炒、煎、焖、扒为主。

代表菜品:九转大肠、锅爆燎肉、糖醋黄河鲤鱼、葱烧海参等。

(二)八大菜系之粤菜

粤菜由广州菜、潮州菜、东江菜三个地方菜系组成,还有海南地方风味,以广州菜为代表。

菜系特点:广州菜具有清、鲜、爽、嫩、滑等特点。潮州菜刀工精细,味道醇正。东江菜以肉为主,主料突出,风味浓郁。总的来说,粤菜具有鲜而不俗,嫩而不生,油而不腻的特点,清中求鲜,淡中求美。

烹调特点:有多种烹调方法,如蒸、炒、煎、焗、焖、炸、煲、炖、扣等。注重火候,尤重"镬气"和现炒现吃。口味随季节不同而变化,夏、秋两季力求清淡,冬、春两季注重浓郁,有"五滋"(香、酥、脆、肥、浓)、"六味"(酸、甜、苦、辣、咸、鲜)之说。

代表菜品:广州文昌鸡、片皮乳猪、蜜汁叉烧、豉汁蒸排骨等。

(三)八大菜系之川菜

川菜是四川菜,以成都菜、重庆菜两个地方菜系为代表,以使用辛辣调味品而闻名。以其独特的烹调方法和浓郁的地方风味,融合了东南和西北地区的特色,在国际上享有"食在中国,味在四川"的美誉。

菜系特点:突出麻、辣、香、鲜,重用"三椒"(辣椒、花椒、胡椒)和鲜姜。有鱼香、怪味、椒麻、红油、姜汁、糖醋、荔枝、蒜泥等复合味型,形成了川菜的特殊风味,享有"一菜一格,百菜百味"的美誉。

烹调特点:在烹调方法上擅长炒、熘、爆、煸、炸、煮、煨等。尤以小煎、小炒、干煸和干烧有其独到之处。有"七味"(甜、酸、麻、辣、苦、香、咸)和"八味"(干烧、酸、辣、鱼味、干炒、怪味、胡椒麻和红油)之说。

代表菜品:鱼香肉丝、麻婆豆腐、水煮牛肉、宫保鸡丁等。

(四)八大菜系之湘菜

湘菜是由湘江流域、洞庭湖区和湘西山区三种地方菜系发展而成。

菜系特点:湘江流域的菜系特点是油重色浓,风味上注重香鲜、酸辣、软嫩;洞庭湖区的菜系特点是芡大油厚,咸辣香糯;湘西山区人们擅长烹制山珍野味、烟熏肉和各种腌肉,菜系风味侧重于咸、香、酸、辣,常以柴炭作燃料,有浓厚的山乡风味。湘菜的风味特点是口味多变,用料广泛,注重香辣、香鲜、软嫩。

烹调特点:湘江流域的菜系在烹调法上以煨、炖、蒸、炒为主;洞庭湖区以烹制河鲜和家禽见长,多用烧、炖等烹调方法。

代表菜品:辣椒炒肉、宝塔香腰、东安鸡、腊味合蒸等。

(五)八大菜系之闽菜

闽菜是中原汉文化与闽粤文化融合而成,由福州菜、闽南菜、闽西菜三个地方菜系组成。

菜系特点:福州菜清鲜、清爽,偏于甜酸,讲究调汤,善用红糟作配料,如炝糟、拉糟、煎糟、醉糟等;闽南菜也具有清鲜、清爽的特色,以善用甜辣调味品而著称,使用的甜辣调味品有辣椒酱、沙茶酱、芥末酱等;闽西菜则偏咸、辣,多以山珍野味为原料,具有浓厚的山乡风味。

烹调特点:闽菜风味体现在选料精细、泡发得当、调料准确、制汤精致、加热适宜等方面。在色、香、味、形俱佳的基础上,以"香""味"见长,甜而不腻,淡而不薄,酸而不峻。

代表菜品:佛跳墙、七星丸、沙茶鸡丁、生煎明虾等。

(六)八大菜系之浙菜

浙菜是由杭州菜、宁波菜、绍兴菜三个地方菜系发展而成,以杭州菜最负盛名。

菜系特点:杭州菜烹调方法以爆、炒、炸、烤、焖为主,制作精细,变化较多,以清鲜、爽脆而著称;

宁波菜鲜咸合一,以蒸、烤、炖制海鲜见长;绍兴菜讲究原汁原味,突出嫩、软、滑的特点,擅长烹制河鲜、家禽,入口香酥绵糯,汤浓味重,富有乡土风味。

烹调特点:浙菜以其丰富多彩的烹调技术闻名于海内外,包括煎、炸、炖、蒸、烧等,因料施技,注重主配料味的配合,口味富有变化。

代表菜品:西湖醋鱼、龙井虾仁、干炸响铃、西湖莼菜汤等。

（七）八大菜系之苏菜

苏菜是江苏菜,主要由淮扬菜、苏锡菜、徐海菜、金陵菜等地方菜系组成。

菜系特点:苏菜讲究选料,注重火工,色调淡雅,风味清鲜,咸甜适中;以烹制鱼虾蔬果见长,注重造型,重视调汤,保持菜的原汁,浓而不腻,淡而不薄。

烹调特点:刀工精细,烹调方法多样,擅长炖、蒸、炒,追求本味,清鲜平和。

代表菜品:大煮干丝、水晶肴肉、清炖蟹粉狮子头、双皮刀鱼等。

（八）八大菜系之徽菜

徽菜是由皖南菜、皖江菜、合肥菜、淮南菜、皖北菜等地方菜系构成。

菜系特点:徽菜对烹制鱼鲜也有独到之处,如传统风味菜"腌鲜臭鳜鱼",先将鱼用淡盐水腌制,再用油稍煎,最后用小火长时间烧,鲜味透骨,别具芳香;讲究刀工,注重色形,善于调味,惯用香菜佐味和配色。

烹调特点:擅长烧、炖,而爆、炒菜少,重油、重色,讲究火工。

代表菜品:无为熏鸭、雪冬山鸡、毛峰熏鲥鱼、蜂窝豆腐等。

## 【拓展阅读】

### 满 汉 全 席

满汉全席兴起于清代,是集满族与汉族菜点之精华而形成的历史上最著名的中华大宴。满汉全席既有宫廷菜肴之特色,又有地方风味之精华,菜点精美,礼仪讲究,是满、汉文化融合的特色产物。满汉全席上菜一般至少108种,分3天吃完。满汉全席取材广泛,用料精细,山珍海味无所不包;烹饪技艺精湛,富有地方特色;突出满族菜点特殊风味,烧烤、火锅、涮锅几乎是不可缺少的菜点;同时又展示了汉族烹调的特色,扒、炸、炒、熘、烧等兼备,实乃中华菜系文化之瑰宝。

### 二、美食与美器

中国饮食讲究色、香、味、形、意的完美合一,因此,菜肴在容器使用上也十分讲究。古语云"美食不如美器",制作讲究、美观淡雅、朴素大方、配备合理的餐具可以把菜肴衬托得更加美观、生动,给人赏心悦目之感,使食欲大大增加。

何为器具?《设计史鉴:中国传统设计思想研究》一书中给出了这样的解释:"器具设计是人类造物的核心内容,它凝结了早期人类思想最先进的'奇思妙想',是远古人类在适应自然、利用自然的进程中,物质化、形态化、可视化了的'设想'与'计谋'。"在《周书·宝典》中,又对"器"有了新的解释:"物周为器",指的是在造物过程中做到了周全的设计就能称之为"器"（图1-3）。从利用自然物到学会制作烹饪器具,是一个巨大的历史飞跃。

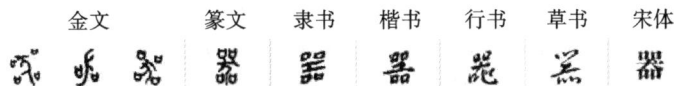

金文　篆文　隶书　楷书　行书　草书　宋体

图1-3 "器"字的演变

从人类利用自然界锋利的石器来切割、撕裂、捶打食物开始,自然的饮食器具就诞生了。在我国烹饪器具史上,烹饪器具真正的诞生始于陶器的诞生。陶器的发明,使人类直接用火烧烤熟食发展为用陶器加热熟食,解决了人类饮食的问题,把人类的饮食生活推向了一个文明、卫生的新时期。夏代开始由陶器向青铜器过渡,平民百姓的饮食器具多为陶器,青铜器则专供王侯贵族使用（图1-4、图

1-5）。青铜时代后期出现了漆器（图 1-6），先秦时期是漆器发端和发展的初期阶段。隋唐以后，各类烹饪铁器有了明显的改进，加热器具由厚变薄，形制不断推陈出新。进入汉代后，又出现了金银饮食器具。瓷器是中国的一大发明，唐宋的陶瓷工艺有着突出的成就，元明时期，制瓷业进入一个新的发展阶段。明代的宣窑、成窑、嘉窑和万窑生产出白釉、青花、彩釉和红釉等精品。到了清代出现了珐琅彩。美食与美器合理搭配，是一门艺术性和技术性较强的学问，应根据菜肴的不同形状，运用"象形""会意"的手法选用与菜肴适合的器具，以使菜肴与器具取得相得益彰的效果。美食离不开美器，美器需要美食相伴，要达到美食与美器的完美组合，实现一馔与一碗一盘之间的和谐，一席馔与一席餐具饮器之间的和谐。

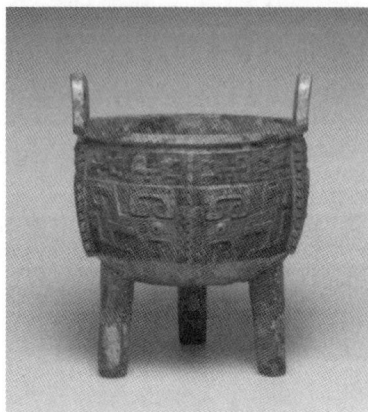

图 1-4　商代青铜鼎

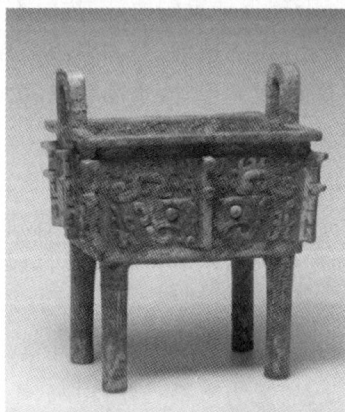

图 1-5　西周青铜鼎

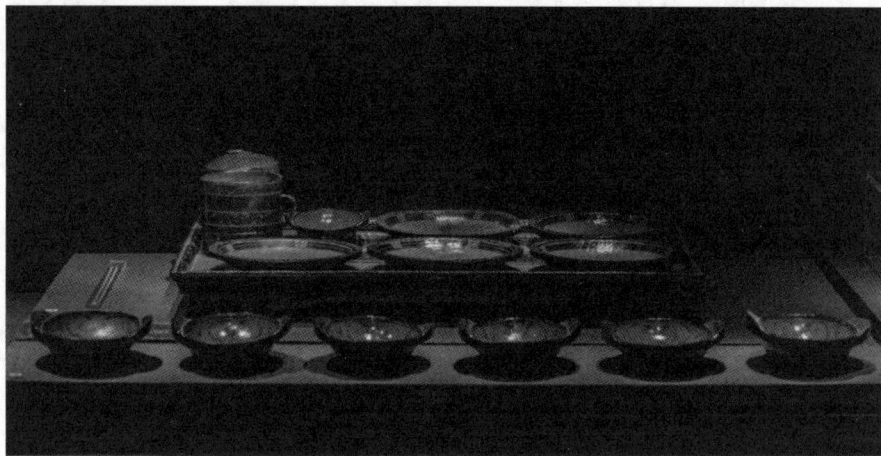

图 1-6　湖南省博物馆展出的漆器

## 【课程思政板块】

### 厉行节约，反对浪费

"谁知盘中餐，粒粒皆辛苦。"勤俭节约是中华民族的传统美德。

早在 2013 年，习近平总书记就做出重要指示，强调"浪费之风务必狠刹"。此后又多次强调，坚决遏制公款消费中的违规违纪违法现象。"一粥一饭，当思来处不易；半丝半缕，恒念物力维艰。"制止餐饮浪费行为，要从日常就餐做起，持续践行"光盘行动"，切实培养勤俭节约的好习惯。

"民以食为天，食以粮为先。"粮食安全事关国计民生，对于一个约 14 亿人口的大国，任何微小的浪费累积起来都是一个天文数字。厉行节约，反对浪费，从我做起。

## 同步练习

**一、单项选择题**

1. 中国古代将烹饪风味流派称为（　　）。
   A. 帮口　　　　B. 菜系　　　　　C. 道口　　　　　D. 风派

2. 宋元时期饮食著作大量涌现,元代忽思慧的（　　）就是这方面的代表作。
   A.《居家必备》　B.《素食说略》　　C.《食宪鸿秘》　　D.《饮膳正要》

3. （　　）的出现,标志着中国古代的饮食体系已达到了鼎盛。
   A. 酒　　　　　B. 煮海水为盐　　C. 满汉全席　　　D. 厨事行业

4. 长江下游地区是我国著名的鱼米之乡,河湖密布,稻米水产丰富。战国时期该地区形成地域特色鲜明的（　　）,并深受其影响。
   A. 燕赵文化　　B. 齐鲁文化　　　C. 吴越文化　　　D. 荆楚文化

5. 长江下游地区饮食文化圈的口味咸甜适中,清淡,但食（　　）较其他地区突出。
   A. 酸　　　　　B. 甜　　　　　　C. 辣　　　　　　D. 麻

6. 最早的"火锅"出现在（　　）。
   A. 西周　　　　B. 先秦　　　　　C. 唐末　　　　　D. 西汉

7. 乳制品开始进入寻常百姓家是在（　　）。
   A. 唐　　　　　B. 宋　　　　　　C. 三国　　　　　D. 西晋

8. 生鱼片开始在民间普及始于（　　）。
   A. 汉代　　　　B. 先秦　　　　　C. 隋唐　　　　　D. 西晋

9.《钗头凤·红酥手》中"红酥手,黄縢酒,满城春色宫墙柳"中的红酥手是指（　　）。
   A. 猪蹄　　　　B. 某种乳制品　　C. 摆件　　　　　D. 女子美丽的手

10. 关于宴饮的诗歌叫作（　　）。
    A. 宴飨诗　　　B. 饮食诗　　　　C. 莼鲈诗　　　　D. 沉吟诗

11. 唐宋时期,我国出现了"烹调"这一词汇。"烹"者,即加热烹炒,"调"者,谓（　　）。
    A. 调节　　　　B. 配料调味　　　C. 调换　　　　　D. 调剂

12. 菜系,也称"（　　）"。
    A. 帮菜　　　　B. 菜帮　　　　　C. 菜肴　　　　　D. 菜谱

13. 满汉全席约有（　　）道菜。
    A. 99　　　　　B. 105　　　　　C. 108　　　　　D. 120

14. 享有"一菜一格,百菜百味"美誉的是（　　）。
    A. 川菜　　　　B. 湘菜　　　　　C. 浙菜　　　　　D. 苏菜

15. 西湖醋鱼是（　　）的代表菜肴。
    A. 川菜　　　　B. 湘菜　　　　　C. 浙菜　　　　　D. 苏菜

**二、多项选择题**

1. 东北地区饮食文化圈的口味特点主要有（　　）。
   A. 咸重　　　　　B. 麻辣　　　　C. 生食　　　D.（蒜蓉的)辛辣　E. 酸甜

2. 明代（　　）等农作物传入我国,极大地改变了人们的饮食结构。
   A. 甘薯　　　　　B. 大蒜　　　　C. 花生　　　D. 马铃薯　　　　E. 大米

3. 汉代的肉类烹饪技法有（　　）。
   A. 蒸　　　　　　B. 煮　　　　　C. 烤　　　　D. 炒　　　　　　E. 煎

4. 中国的烹调文化大致经历了五个阶段:原始社会阶段、（　　）及现代阶段。
   A. 先秦阶段　　　　　　　　B. 秦汉至隋唐阶段　　　　　　C. 宋元明清阶段

D. 魏晋南北朝阶段               E. 三国阶段

5.（　　　）成为当时最具影响力的地方菜,合称为"四大菜系"。

A. 鲁菜         B. 苏菜         C. 粤菜         D. 川菜         E. 京菜

### 三、判断题

1.我国第一部重要的食疗专著是孙思邈的《千金食治》。（　　　）

2.秦汉时期不但是中国封建王朝的开创时期,也是中国饮食史上的大变革时期。（　　　）

3.四川人除了嗜辣之外还嗜甜。（　　　）

4.宴飨诗的内容一般只有政治目的。（　　　）

5.漆器是在先秦时期发端和发展起来的。（　　　）

6.苏菜擅长炖、蒸、炒,追求本味,清鲜平和。（　　　）

7.闽菜由中原汉文化与闽粤文化融合而成,由福州菜、闽南菜、闽西菜三个地方菜系组成。（　　　）

8.广州菜具有清、鲜、爽、嫩、滑等特点。（　　　）

# 第二章

# 营养学基础

扫码看课件

## 第一节　人体必需的营养素

**【情景导入】**

　　俗话说"萝卜青菜,各有所爱",我们常吃的蔬菜,以及各种水果、肉类、蛋类、奶类分别含有哪些营养素? 这些营养素对人体有什么作用? 如果缺乏这些营养素又会出现什么样的问题? 带着这些疑问我们一起走进营养学的世界。

　　营养(nutrition)是指机体消化、吸收和利用食物中营养成分,维持生长发育、组织新陈代谢及损伤修复和正常的生理、生化、免疫功能的生物学过程。食物中具有营养价值的物质称为营养素(nutrient),包括蛋白质、脂类、碳水化合物、矿物质、维生素和水等,它们被机体摄取利用之后发挥供给能量、促进生长与组织修复、调节生理的功能。

　　营养学是研究膳食、营养素及其他食物成分对健康影响的科学,属于自然科学的范畴,是预防医学的组成部分。营养学认为,合理的营养和均衡的膳食是保证人体健康,预防疾病的重要条件。

### 一、蛋白质

　　蛋白质是构成人体细胞和组织的重要成分,是生命的物质基础。正常人体内蛋白质含量占体重的 $16\%\sim18\%$。

　　(一)蛋白质的组成与分类

　　**1. 蛋白质的组成**　蛋白质是由不同氨基酸通过肽键相连所组成的,具有一定空间结构的生物大分子物质,主要含有碳、氢、氧、氮四种元素。蛋白质是人体氮的唯一来源,是其他营养素不能代替的。

　　**2. 氨基酸的分类**　氨基酸是组成蛋白质的基本单位,组成人体蛋白质的氨基酸主要有 20 种,从营养学的角度可将氨基酸分为以下三类。

　　(1)必需氨基酸(EAA):指机体不能合成或合成速度很慢不能满足机体需要,必须从外界摄取以满足营养需要的氨基酸。人体的必需氨基酸有 8 种,分别是苯丙氨酸、蛋氨酸(甲硫氨酸)、赖氨酸、色氨酸、苏氨酸、亮氨酸、缬氨酸和异亮氨酸。

　　(2)条件必需氨基酸:又称半必需氨基酸,主要指半胱氨酸和酪氨酸,它们在体内可分别由蛋氨酸和苯丙氨酸合成,如果不能直接从膳食中获取这两种氨基酸,则可由机体自身合成。

　　(3)非必需氨基酸:这类氨基酸也是人体所必需的,只不过机体可以自行合成,不一定非要通过食物来供给,包括甘氨酸、丙氨酸、丝氨酸、天冬氨酸、谷氨酸、脯氨酸、精氨酸、组氨酸、胱氨酸等。

（二）蛋白质的消化吸收与代谢

**1. 蛋白质的消化和吸收**

（1）蛋白质的消化：唾液中不含水解蛋白质的酶，食物蛋白质的消化从胃开始，但是在胃的消化过程中很少形成游离氨基酸，加上食物停留时间较短，所以蛋白质在胃内消化很不完全。小肠才是蛋白质消化的主要场所，整个消化过程主要依赖于胰腺分泌的各种蛋白酶。

（2）蛋白质的吸收：蛋白质水解生成的游离氨基酸被小肠黏膜细胞吸收，在小肠黏膜刷状缘中肽酶的作用下进一步分解为氨基酸单体。被吸收的氨基酸单体通过黏膜细胞进入肝门静脉被运送到肝脏和其他组织器官中被利用。

**2. 蛋白质的代谢**　蛋白质的代谢以氨基酸为核心，食物中的蛋白质都要降解为氨基酸才能被机体利用，体内的蛋白质也要先水解为氨基酸才能继续氧化分解或转化为其他物质。氨基酸代谢可归纳为三条基本途径：一是部分存在于组织内的氨基酸，可能再次被利用合成新的蛋白质；二是部分氨基酸进行分解代谢；三是部分氨基酸用于合成新的含氮化合物，包括非必需氨基酸。

氮平衡是研究蛋白质代谢的一个重要指标，它能够反映体内组织蛋白质分解代谢与合成代谢的动态平衡状况。通过测定每小时摄入氮的量与排出氮的量，了解机体对食物蛋白质的利用情况，从而评价人体蛋白质的营养状况，其公式如下。

$$B = I - (U + F + S + M)$$

式中：$B$ 表示氮平衡状况；$I$ 表示食物中氮摄入量；$U$ 表示尿氮；$F$ 表示粪氮；$S$ 表示皮肤氮排出量；$M$ 表示其他氮排出量。

若氮的摄入量等于排出量，表示机体处于总氮平衡状态；若氮的摄入量大于排出量，表示机体处于正氮平衡状态，生长期的儿童、妊娠妇女，以及疾病康复期、大量运动或劳动者应保持此状态来满足机体需要；若氮的摄入量小于排出量，表示机体处于负氮平衡状态，饥饿、疾病、营养不良、年老等情况会使机体处于此状态，不利于健康。

（三）蛋白质的生理功能

蛋白质是组成人体细胞的重要成分，它除了为机体提供能量外，还参与体内的各种代谢，也是机体所需氮的唯一来源。

**1. 构成机体，促进生长发育，修补受损组织**　蛋白质是人体组织、细胞的重要组成成分，人体的肌肉组织以及重要实质脏器均含有大量蛋白质，因此人体的生长发育过程其实就是不断累积蛋白质的过程。只有摄入足够的蛋白质才能维持人体内各种组织细胞的分解与更新。另外，当机体受损或发生疾病时也需要蛋白质作为修复材料。

**2. 调节人体生理功能，构成生物活性物质**　蛋白质是体内多种重要生物活性物质的组成成分，参与调节生理功能。正常情况下，蛋白质参与调节机体的渗透压，使其保持平衡。当机体摄入蛋白质不足时，血浆蛋白质浓度降低，渗透压下降，导致水在细胞间隙内积聚，从而出现水肿。同时，蛋白质是两性物质，与酸或碱都能进行化学反应，从而维持体液酸碱平衡。

**3. 供给能量**　供给能量是蛋白质的次要功能，当碳水化合物和脂肪供应不足时，机体才会利用蛋白质氧化分解提供能量。此时，蛋白质在体内分解成氨基酸后，经脱氨基作用生成 α-酮酸，可以直接或间接经三羧酸循环氧化分解，同时释放能量。

1 g蛋白质在体内氧化分解约产生 4 kcal(16.7 kJ)的能量。正常情况下，机体每日有一部分蛋白质氧化分解，向机体提供的能量占每日所需总能量的 10%～15%。

（四）蛋白质的营养价值评价

评价蛋白质的营养价值，主要从"量"和"质"两个层面来判定，量是指该食物中蛋白质的含量，质一方面考虑该食物所含必需氨基酸的量及模式，另一方面考虑其被人体消化吸收和利用的程度。因此，蛋白质的营养价值评价主要包括三个方面：蛋白质含量、蛋白质消化率和蛋白质利用率。

**1. 蛋白质含量**　蛋白质含量是评价食物蛋白质营养价值的基础。一般用凯氏定氮法测定食物中蛋白质的含量,因为食物中的平均含氮量基本稳定在 16%,即测得 16 g 的氮相当于 100 g 的蛋白质,所以测得的含氮量乘以 6.25(100/16),即得出食物中蛋白质的含量,公式如下。

$$蛋白质含量(g/100\ g)=\frac{食物总氮量×6.25}{食物总量}×100$$

**2. 蛋白质消化率** 蛋白质消化率是指食物蛋白质被机体消化酶分解的程度,是消化道内被吸收的蛋白质占摄入蛋白质的百分比。消化率越高,蛋白质被机体消化利用的可能性就越大,营养价值也就越高。食物蛋白质的消化率用该蛋白质中被消化、吸收的氮量与其蛋白质含氮总量的比值表示,公式如下。

$$蛋白质消化率(\%)=\frac{吸收氮}{摄入氮}×100\%$$

$$吸收氮=摄入氮-(粪氮-粪代谢氮)$$

其中吸收氮是用摄入氮减去粪氮(指粪便中排出的食物中不能被消化、吸收的氮)求得。但是,粪氮中还包括来自脱落的肠黏膜细胞和死亡的肠道微生物的粪代谢氮,一般成人 24 h 内粪代谢氮为 0.9～1.2 g,计算时需考虑,要从粪氮中减去这一部分氮。

**3. 蛋白质利用率** 蛋白质利用率是指食物蛋白质被消化、吸收后在体内利用的程度。常用的衡量食物蛋白质利用率的指标和方法主要包括生物价(BV)、蛋白质净利用率(NPU)和氨基酸评分(AAS)。

(1)生物价:蛋白质的生物学价值,简称生物价,是指储留在身体中的氮占吸收氮的百分比。它是评价某种食物蛋白质营养价值的常用方法,生物价越高,表明其被机体利用的程度越高,蛋白质的营养价值越高,计算公式如下。

$$生物价=\frac{储留氮}{吸收氮}×100\%$$

$$储留氮=吸收氮-(尿氮-尿内源氮)$$

尿内源氮是机体在无氮(蛋白质)膳食条件下,人体由尿排出的氮量,来源于体内组织蛋白质的分解。蛋白质生物价的高低取决于食物中必需氨基酸的含量和比值,其比值越接近人体需要,则该食物蛋白质的生物价越高。

食物蛋白质的生物价各不相同,一般动物性蛋白质的生物价高于植物性蛋白质。常见食物蛋白质的生物价如表 2-1 所示。

表 2-1 常见食物蛋白质的生物价

| 蛋白质 | 生物价/(%) | 蛋白质 | 生物价/(%) | 蛋白质 | 生物价/(%) |
| --- | --- | --- | --- | --- | --- |
| 鸡蛋黄 | 96 | 牛肉 | 76 | 玉米 | 60 |
| 全鸡蛋 | 94 | 白菜 | 76 | 花生 | 59 |
| 牛奶 | 90 | 猪肉 | 74 | 绿豆 | 58 |
| 蛋清 | 83 | 小麦 | 67 | 小米 | 57 |
| 鱼 | 83 | 豆腐 | 65 | 生黄豆 | 57 |
| 大米 | 77 | 熟黄豆 | 64 | 高粱 | 56 |

(2)蛋白质净利用率:指储留在身体中的氮占摄入氮的百分比,表示摄入的蛋白质被机体利用的程度,计算公式如下。

$$蛋白质净利用率(\%)=消化率×生物价=\frac{储留氮}{摄入氮}×100\%$$

(3)氨基酸评分:氨基酸评分在实际评价时,通常将鸡蛋蛋白质中所含有的氨基酸相互比例作为参考标准。因为它的生物价最接近 100,即在人体内接近完全利用。根据鸡蛋所含氨基酸的构成比例提出一个暂定参考氨基酸的构成比例,即为参考蛋白质中各种氨基酸的相互比例。评定一种蛋白质的营养价值时,可将其必需氨基酸的含量逐一与参考氨基酸构成比例相比较,并按下列公式计算。

$$AAS=\frac{每克待评蛋白质中某种必需氨基酸含量(mg)}{每克参考蛋白质中相应必需氨基酸含量(mg)}\times100\%$$

通过上式计算出蛋白质中每种氨基酸分值后,取分值最低的氨基酸的数值(即第一限制氨基酸的分值)作为该蛋白质的氨基酸评分。

（五）蛋白质互补作用

不同食物中的氨基酸含量和构成均不相同,且自然界中没有一种食物蛋白质所含氨基酸比例会完全符合人体需要,所以只有将两种或两种以上食物蛋白质混合食用,使其必需氨基酸取长补短,达到更接近人体需要的比例,从而提高蛋白质的营养价值,这就是蛋白质互补作用。几种食物混合后蛋白质的生物价见表 2-2。

表 2-2　几种食物混合后蛋白质的生物价

| 蛋白质来源 | 混合食用所占份数 | 生物价/（%） | |
| --- | --- | --- | --- |
| | | 单独食用 | 混合食用 |
| 玉米 | 3 | 60 | 76 |
| 大豆（熟） | 1 | 64 | |
| 小麦 | 7 | 67 | 74 |
| 小米 | 6 | 57 | |
| 大豆 | 3 | 64 | |
| 玉米 | 2 | 60 | 73 |
| 小米 | 2 | 57 | |
| 大豆 | 1 | 64 | |
| 小麦 | 4 | 67 | 89 |
| 小米 | 6 | 57 | |
| 牛肉（干） | 2 | 76 | |
| 大豆 | 1 | 64 | |

为充分发挥食物蛋白质互补作用,在膳食中要提倡荤素搭配,粗细粮混食等,从而更好地提高蛋白质的营养价值。具体应遵循以下三个原则。

（1）食物的生物学种属越远越好。

（2）搭配的种类越多越好。

（3）食用时间相隔越近越好。

（六）蛋白质的缺乏与过量

**1. 蛋白质缺乏**　蛋白质缺乏常常与能量缺乏同时存在,且在成人和儿童中均有发生,大多数是由生活条件贫困长期处于饥饿状态引起。对成人来讲,蛋白质摄入不足会引起体重减轻,肌肉萎缩,容易疲劳、贫血,抵抗力下降,创伤和骨折不易愈合,病后恢复缓慢。

**2. 蛋白质过量**　蛋白质摄入过多,对人体同样有害。一方面,过多的动物性蛋白质的摄入,必然会提高动物性脂肪和胆固醇的摄入量。另一方面,蛋白质过量本身也会产生有害影响。正常情况下,人体不储存蛋白质,过量的蛋白质必须进行脱氨分解,氮则通过尿液排出体外,这一过程需要大量水分,加重了肾脏的负担,若肾功能本来就不好,则危害更大。过多的动物性蛋白质的摄入,尤其是含硫氨基酸摄入过多,会加速骨骼中钙的流失,进而诱发骨质疏松症。

（七）蛋白质的食物来源

按照食物来源的不同,蛋白质可分为动物性蛋白质和植物性蛋白质两种。动物食品蛋白质含量高、易消化吸收,是优质蛋白质,包括畜肉、禽肉、鱼类、奶类、蛋类等。植物食品蛋白质含量一般较低,但是豆类含有丰富的蛋白质,含量为 36%～40%,氨基酸组成也比较合理,在体内的利用率较高,是优质蛋白质的重要来源。谷类蛋白质虽然生物价低于动物性蛋白质和大豆蛋白,但因我国居民每日摄入谷类数量相对较大,因此谷物食品仍是膳食中重要的蛋白质来源。为改善膳食中蛋白质质量,营养学一般要求动物性蛋白质和大豆蛋白应占膳食蛋白质总量的 30%~50%。

## 二、脂类

脂类包括脂肪和类脂,由碳、氢、氧三种元素组成,是食物中产热最高的一类营养素。脂类是人体必需的一类有机化合物,占正常人体重的 14%~19%,肥胖者可为 30% 以上。

（一）脂类的分类

**1. 脂肪**　脂肪又称甘油三酯,是由 1 分子甘油和 3 分子脂肪酸结合而成的,约占脂类的 95%。当机体能量消耗较多而食物供应不足时,体内脂肪就大量动员经血循环运输到各组织,被氧化消耗以维持机体生命活动。

脂肪的性质和特点主要取决于脂肪酸,根据饱和程度不同,脂肪酸可分为饱和脂肪酸、单不饱和脂肪酸和多不饱和脂肪酸。含饱和脂肪酸较多的脂肪在常温下通常呈固态,称为"脂";含不饱和脂肪酸较多的脂肪在常温下通常呈液态,称为"油"。

(1) 饱和脂肪酸:碳链中不含双键的脂肪酸。大多数天然饱和脂肪酸为偶数碳原子。

(2) 不饱和脂肪酸:含有 1 个或多个不饱和键(双键或三键)的脂肪酸。根据双键的个数可将其分为单不饱和脂肪酸和多不饱和脂肪酸;按双键的位置又可分为 n-3(或 $\omega$-3)系列、n-6(或 $\omega$-6)系列的不饱和脂肪酸。

**2. 类脂**　类脂是一类在某些理化性质上与脂肪类似的物质,主要由碳、氢、氧三种元素组成,是构成细胞膜的重要成分。类脂在体内的含量较恒定,在饥饿状态时不减少,在肥胖患者中其含量也不增多,所以又被称为"固定脂"或"不动脂"。类脂具体可分为以下三类。

(1) 磷脂:含磷酸根、脂肪酸、甘油和氮的化合物。除脂肪外,磷脂是人体内含量最多的脂类,分为甘油磷脂与鞘磷脂两类。

(2) 糖脂:含碳水化合物、脂肪酸和氨基乙醇的化合物。糖脂包括脑苷脂和神经苷脂,是构成细胞膜的重要成分。

(3) 类固醇:含有环戊烷多氢菲的化合物。类固醇中含有自由羟基者视为高分子醇,称为固醇。常见的固醇有动物组织中的胆固醇和植物组织中的谷固醇。

（二）脂类的消化吸收

**1. 脂肪的消化吸收**　脂肪的消化主要在小肠进行,但是食物进入口腔后脂肪的消化就已开始,唾液腺分泌的脂肪酶可水解部分食物脂肪,但这种消化能力很弱,脂肪的消化在胃内也很有限。来自胆囊中的胆汁首先将脂肪乳化,接着胰腺分泌的脂肪酶将 70% 左右的脂肪水解成甘油单酯和脂肪酸,剩余约 20% 的脂肪被小肠黏膜细胞分泌的肠脂肪酶继续水解为脂肪酸及甘油,未被消化的少量脂肪则随胆汁酸盐由粪便排出。

脂肪水解后的小分子,如甘油、短链和中链脂肪酸很容易被小肠吸收直接进入血液,在肠细胞内被重新装配成甘油三酯,并和磷脂、胆固醇以及蛋白质形成乳糜微粒,由淋巴系统进入血液循环。乳糜微粒是血液中颗粒最大、密度最低的脂蛋白,是食物脂肪的主要运输形式,随血液流遍全身以满足机体对脂肪和能量的需要,最终被肝脏吸收。食物脂肪的吸收率一般大于 80%。

**2. 类脂的消化吸收**　磷脂的消化吸收过程与脂肪类似,胆固醇则可直接被吸收,如果食物中的胆固醇和其他脂类呈结合状态,则先被水解成游离的胆固醇再被吸收。

（三）脂类的生理功能

**1. 供给能量**　脂肪是最理想的能量存储形式,1 g 脂肪在体内氧化可产生 37.7 kJ(9 kcal)能量,高于蛋白质和碳水化合物。人体在休息状态下,大约有 60% 的能量来自脂肪,而在有氧运动或长时间饥饿时,脂肪消耗产能更多。人体处于饥饿状态时,会先消耗糖原和脂肪以提供能量,从而减少蛋白质作为能量的消耗。

**2. 构成机体组织**　脂类占正常人体重的 14%～19%。脂肪组织多分布于腹腔、皮下和肌纤维间。脂肪在皮下可阻止体热散失,有助于御寒。在器官周围的脂肪熔点较高,常处于半固体状态,有缓冲机械冲击的作用,可固定和保护器官。

**3. 提供必需脂肪酸**　必需脂肪酸是磷脂的重要组成成分,而磷脂又是细胞膜的主要结构成分,故必需脂肪酸与细胞的结构和功能密切相关。必需脂肪酸主要包括亚油酸和 α-亚麻酸。亚油酸是合成前列腺素的前体,前列腺素在体内有多种生理功能;α-亚麻酸的衍生物 DHA 是维持视网膜光感受体功能所必需的脂肪酸;必需脂肪酸参与精子的形成,还与胆固醇代谢密切相关。

**4. 促进脂溶性维生素的消化、吸收和转运**　膳食中的脂溶性维生素常与脂类并存,如黄油、鱼肝油、麦胚油、豆油等含有维生素 A、维生素 D、维生素 E 等。此外,脂类可刺激胆汁分泌,并作为脂溶性维生素的载体,促进脂溶性维生素的消化、吸收。

（四）脂类的营养价值评价

**1. 消化率**　食物脂肪的消化率与其熔点密切相关,熔点低于体脂的脂肪(如植物油)消化率可为 97%～98%。中链脂肪酸容易水解、吸收和运输,临床上常用于肠道吸收有障碍的患者。

**2. 必需脂肪酸的含量**　人体基本生理功能的维持离不开亚油酸和 α-亚麻酸的参与,这两种必需脂肪酸须通过食物获得。必需脂肪酸含量越高的脂肪,其营养价值就越高。豆油、花生油、玉米油等植物油中必需脂肪酸的含量可为动物油的 10 倍以上。

**3. 脂溶性维生素的含量**　脂溶性维生素存在于多数食物的脂肪中,以鲨鱼肝油中的含量最高,奶油次之。植物油中维生素 E 的含量较高,如 1 g 麦胚油中含维生素 E 1194 $\mu$g,花生油含 189 $\mu$g,菜籽油含 236 $\mu$g,而 1 g 猪油中仅含 12 $\mu$g。

（五）脂类的食物来源

脂肪的食物来源主要是植物油、动物性食物及坚果类食物。谷类的脂肪含量比较少(0.3%～3.2%),但玉米和小米可达 4%,且大部分集中在胚芽中。米糠油和玉米胚油富含不饱和脂肪酸(80%左右)与多种维生素,且吸收率高(90%以上),同时具有降低人体血清胆固醇的作用。动物性食物中脂肪含量最高的是肥肉,高达 90%。

EPA 和 DHA 主要存在于某些海产鱼中,这两种脂肪酸具有扩张血管、降低血脂、抑制血小板聚集、降血压等作用,可预防脑血栓形成、心肌梗死、高血压等疾病的发生。亚油酸的最好食物来源是植物油,其中菜油和茶油中亚油酸的含量相对较低,麦胚油含量较高(502 mg/g);动物脂肪中亚油酸含量一般低于植物油。

## 三、碳水化合物

碳水化合物主要由碳、氢、氧三种元素组成,是人类最基本的能量来源和最重要的物质基础。日常食用的主食,如淀粉类和纤维素类等均属于碳水化合物。

（一）碳水化合物的分类

碳水化合物(又称糖类)按照聚合度(DP)分为单糖、双糖、寡糖和多糖,如表 2-3 所示。

表 2-3　碳水化合物的分类

| 分类（糖分子 DP） | 亚组 | 组成 |
| --- | --- | --- |
| 单糖、双糖及其衍生物（1～2） | 单糖 | 葡萄糖、半乳糖、果糖 |
| | 双糖 | 蔗糖、乳糖、麦芽糖、海藻糖 |
| | 糖醇 | 山梨醇、甘露醇 |
| 寡糖（3～9） | 异麦芽低聚糖 | 麦芽糊精及其混合物 |
| | 其他寡糖 | 棉籽糖、水苏糖、低聚果糖 |
| 多糖（≥10） | 淀粉 | 直链淀粉、支链淀粉、变性淀粉 |
| | 非淀粉多糖 | 纤维素、半纤维素、果胶 |

**1. 单糖** 单糖是分子结构最简单的糖类,是构成寡糖和多糖等其他糖类的基本单元。食物中的单糖主要为葡萄糖(glucose)、果糖(fructose)和半乳糖(galactose)。

(1)葡萄糖:构成食物中多种糖类的基本单元,以游离态或结合态的形式存在于自然界中。游离态的葡萄糖主要存在于水果、蜂蜜以及多种植物性食物中,是人体产生热能的主要物质。结合态的葡萄糖则分为两类,一类由单纯的葡萄糖聚合而成,如淀粉;另一类则是由葡萄糖与其他糖聚合而成,如蔗糖。

(2)果糖:主要存在于水果、蜂蜜等中,是天然糖类中甜度最高的糖,吸收后一部分经肝脏转变成葡萄糖被人体吸收利用,另一部分转变为糖原、乳糖和脂肪。

(3)半乳糖:以结合形式存在于乳糖中。半乳糖在人体中须先转变成葡萄糖后才能被利用,母乳中的半乳糖是在体内重新合成的,无法通过食物直接获得。

**2. 双糖** 双糖是由2分子单糖缩合而成的糖苷,自然界常见的双糖是蔗糖(sucrose)及乳糖(lactose)。此外还有麦芽糖(maltose)、海藻糖(trehalose)、异麦芽糖(isomaltose)等。

(1)蔗糖:由1分子葡萄糖与1分子果糖脱水缩合而成。蔗糖普遍存在于植物的叶、花、根、茎、种子和果实中,在甘蔗、甜菜中含量尤为丰富。

(2)乳糖:由1分子葡萄糖与1分子半乳糖以 $\alpha$-1,4-糖苷键相连而成。乳糖只存在于各种哺乳动物的乳汁中,人体消化液中乳糖酶可将乳糖水解成其相应的单糖。

(3)麦芽糖:由2分子葡萄糖以 $\alpha$-1,4-糖苷键相连而成,大量存在于发芽的谷粒中,特别是麦芽中。麦芽糖是淀粉和糖原的结构性成分。

(4)异麦芽糖:由2分子葡萄糖以 $\alpha$-1,6-糖苷键相连而成,是支链淀粉及糖原的结构组成单位。

**3. 糖醇** 糖醇是单糖分子的醛基或酮羰基被还原成羟基,使糖转化而成的多元醇。少量存在于天然的水果、蔬菜中。因糖醇类物质在体内消化吸收速度慢,提供的能量较葡萄糖少,所以糖尿病患者也可以食用而不会导致血糖明显升高,因而被应用于食品加工业。目前常用的糖醇类物质有甘露醇(mannitol)、山梨醇(sorbitol)、木糖醇(xylitol)和麦芽糖醇(maltitol)等。

**4. 寡糖** 寡糖又称低聚糖,是由3~9个单糖分子通过糖苷键聚合而成的化合物。目前已知的几种重要寡糖有异麦芽低聚糖、棉籽糖(raffinose)、水苏糖(stachyose)、低聚果糖(fructo-oligosaccharide)、低聚甘露糖、大豆低聚糖等。

(1)棉籽糖:又称蜜三糖,由半乳糖、葡萄糖及果糖3个单糖分子缩合而成,广泛分布于多种植物的种子、果实、花及根茎中,甘蔗和棉籽中含量尤其多。

(2)水苏糖:由2分子半乳糖、1分子葡萄糖和1分子果糖构成的四糖,通常与蔗糖和棉籽糖共存。

(3)低聚果糖:由蔗糖分子和1~3个果糖分子结合而成。低聚果糖主要存在于日常食用的水果、蔬菜中,其甜度为蔗糖的30%~60%。

**5. 多糖** 多糖是由10个及10个以上单糖分子脱水缩合并借糖苷键彼此连接而成的高分子聚合物,一般不溶于水,无甜味。在酶或酸的作用下,可水解成单糖残基数量不等的片段,最后成为单糖。多糖可分为淀粉(starch)、糖原(glycogen)和非淀粉多糖。

(1)淀粉:人类的主要供能物质,存在于植物种子及根茎中。淀粉由葡萄糖聚合而成,因聚合方式不同可分为直链淀粉和支链淀粉。天然食物中,直链淀粉含量较少,一般仅占淀粉成分的19%~35%,而支链淀粉含量可为65%~81%。

(2)糖原:多聚D-葡萄糖,能溶于水,在相应酶的作用下,迅速分解为葡萄糖,快速供给能量。糖原结构与支链淀粉相似,分支多,支链短,每个支链平均长度为12~18个葡萄糖分子。

(3)非淀粉多糖:80%~90%的非淀粉多糖(non-starch polysaccharide,NSP)由植物细胞壁组成,包括纤维素、半纤维素、果胶等,其他则是非细胞壁物质。

①纤维素(cellulose):广泛存在于植物界,是各种植物细胞壁的主要成分,也是许多木本植物的构成成分。纤维素不能被人体消化吸收,但它可刺激和促进肠胃道蠕动,有利于其他食物的消化吸

Note

收,也能促进粪便排泄。

②半纤维素(hemicellulose):绝大多数的半纤维素都是由2～4种不同的单糖或衍生单糖构成的杂多糖,它也是组成植物细胞壁的主要成分,一般与纤维素共存,在麸皮中含量较多。

③果胶(pectin):以D-半乳糖醛酸为主要成分的复合多糖的总称。果胶能溶于水,与糖、酸在适当的条件下能形成凝冻,一般用作果酱、果冻及果胶糖果等的凝冻剂。

**(二)碳水化合物的消化吸收**

淀粉不能被人体直接吸收利用,蔗糖、乳糖及麦芽糖也不能直接被吸收利用,都必须在消化道内消化腺分泌的水解酶作用下,变成葡萄糖和相应的单糖才能被吸收。

碳水化合物的消化主要在小肠中进行,经过消化变成单糖后才能被细胞吸收。单糖先进入肠黏膜上皮细胞,然后进入小肠壁的毛细血管,再汇合于门静脉而进入肝脏,最后进入体循环,运送到全身各个器官。

**(三)血糖的生成与代谢**

正常情况下,血糖的生成与代谢都有其生理规律而保持稳定的状态,这也是细胞进行正常代谢、维持器官正常功能的重要条件。

**1.血糖生成指数(GI)**　食物血糖生成指数简称血糖指数,是指含50 g碳水化合物的食物与相当量的葡萄糖相比,在一定时间内(一般为餐后2 h)引起体内血糖应答水平的百分比。血糖指数常用来衡量某种食物或某种膳食组成对血糖浓度的影响。常见食物的血糖指数见表2-4。

表2-4　常见食物的血糖指数

| 食物名称 | GI | 食物名称 | GI | 食物名称 | GI |
|---|---|---|---|---|---|
| 馒头 | 88.1 | 玉米粉 | 68.0 | 葡萄 | 43.0 |
| 甘薯(熟) | 76.7 | 玉米片 | 78.5 | 柚子 | 25.0 |
| 土豆(熟) | 66.4 | 大麦粉 | 66.0 | 梨 | 36.0 |
| 面条 | 81.6 | 菠萝 | 66.0 | 苹果 | 36.0 |
| 大米 | 83.2 | 饼干 | 47.1 | 藕粉 | 32.6 |
| 烙饼 | 79.6 | 荞麦 | 54.0 | 桃 | 28.0 |
| 苕粉 | 34.5 | 甘薯(生) | 54.0 | 扁豆 | 38.0 |
| 南瓜 | 75.0 | 香蕉 | 52.0 | 绿豆 | 27.2 |
| 油条 | 74.9 | 猕猴桃 | 52.0 | 四季豆 | 27.0 |
| 荞麦面条 | 59.3 | 山药 | 51.0 | 面包 | 87.9 |
| 西瓜 | 72.0 | 酸奶 | 48.0 | 可乐 | 40.3 |
| 小米 | 71.0 | 牛奶 | 27.6 | 大豆 | 18.0 |
| 胡萝卜 | 71.0 | 柑 | 43.0 | 花生 | 14.0 |

**2.血糖代谢与去路**　在氧气供应充足的情况下,葡萄糖可氧化为二氧化碳和水,并放出能量,这个过程称葡萄糖的有氧氧化,体内几乎所有组织都有该功能。当氧气供应不足时(如在剧烈运动状态下),组织(如肌肉)可通过葡萄糖的分解而释放能量,代谢物为乳酸,这个过程称葡萄糖的无氧酵解。正常人的血糖比较稳定,一般空腹时为3.9～5.6 mmol/L,进食大量食物后血糖会短暂升高,但不会超过11.1 mmol/L。

血糖的去路主要有以下几种。

(1)葡萄糖在各组织中发生氧化提供能量,是血糖的主要去路。

(2)在肝脏、肌肉等中进行糖原的合成。

(3)转变成其他的糖以及衍生物,如核糖、糖醛酸等。

(4)转变为非糖物质,如脂肪、非必需氨基酸等。

Note

（5）当血糖浓度过高时可以经尿液排出。

（四）碳水化合物的生理功能

碳水化合物是生命细胞结构的主要成分及主要功能物质，有调节细胞活动的重要功能。碳水化合物的生理功能与其摄入的种类和在机体内的存在形式有关。

**1. 储存和提供能量** 在维持人体健康所需要的能量中，55%～65%是由碳水化合物氧化分解供给的。体内作为能量来源的碳水化合物主要有葡萄糖和糖原。1 g 葡萄糖在体内完全氧化，可释放 16.7 kJ（4 kcal）的能量；糖原是碳水化合物在体内的储存形式，在肝脏和肌肉中含量最多。一旦机体需要，肝脏中的糖原即分解为葡萄糖以提供能量。碳水化合物在体内释放和供给能量较快，是神经系统和肌肉的主要能源。

**2. 构成机体组织及重要生命物质** 碳水化合物是组织细胞的重要组成成分，如糖脂是组成神经组织与细胞膜的重要成分；糖蛋白是某些具有重要生理功能物质（如抗体、酶、激素等）的组成部分，具有多种功能。

**3. 抗生酮作用** 膳食中碳水化合物供应不足时，体内脂肪或食物脂肪被动员并加速分解为脂肪酸来供应能量。在这一代谢过程中，脂肪酸不能彻底氧化而产生过多的酮体，酮体在体内蓄积，可引起酮血症。因此，供给体内充足的碳水化合物可防止脂肪氧化不全而造成的酮体堆积，即起到抗生酮的作用。

**4. 节约蛋白质作用** 当膳食中碳水化合物供应不足时，机体为了满足自身对葡萄糖的需要，会通过糖异生作用，将蛋白质转化为葡萄糖供给能量；而当膳食提供的碳水化合物充足时，人体会首先利用它来供能，从而减少了蛋白质作为供能物质的消耗。

**5. 改善食品感官品质** 食糖是食品烹调不可缺少的原料。另外，利用碳水化合物的各种性质可以加工出具有特殊色泽和香味的各种食品，改善食品感官，增加食欲。

**6. 解毒作用** 碳水化合物经糖醛酸途径代谢生成的葡萄糖醛酸，是体内一种重要的结合解毒剂，在肝脏中能与许多有害物质如细菌毒素、酒精、砷等结合，以消除或减轻这些物质的毒性或生物活性，从而起到解毒作用。

**7. 增强肠道功能** 非淀粉多糖，如纤维素、半纤维素、果胶等，虽然不能在小肠消化吸收，但能刺激肠道有益菌的生长，促进肠道蠕动，增强肠道的排泄功能。

（五）碳水化合物的参考摄入量与食物来源

**1. 碳水化合物的参考摄入量** 中国营养学会建议，中国居民的碳水化合物的膳食供给量应占全日总能量的 50%～65%，但碳水化合物中的精制糖为纯热能食物，摄入过多易引起肥胖，因此，应限制精制糖的摄入量，一般其供能比例应占总能量的 10% 以下。

**2. 碳水化合物的食物来源** 膳食中可消化利用的碳水化合物的主要来源为谷类和根茎类等植物性食物，其中谷类中淀粉含量为 70%，根茎类和豆类中淀粉含量为 20%～30%。

## 四、矿物质

人体组织几乎含有自然界存在的各种元素，这些元素除碳、氢、氧、氮外，无论存在的形式如何、含量多少，统称为矿物质（minerals）。

根据其在人体内的含量，矿物质又分为常量元素和微量元素两类。常量元素有钙、磷、钠、钾、氯、镁、硫等，其在人体内的含量一般大于体重的 0.01%；含量小于体重 0.01% 并有一定生理功能的元素为微量元素，虽然其在人体内含量很少，但是维持生理功能所必需的元素。1995 年 FAO/WHO 将微量元素中的铜、钴、铬、铁、氟、碘、锰、钼、硒、锌 10 种元素列为维持人体正常生命活动的必需微量元素。

（一）矿物质的生理功能

矿物质不能为人体提供能量，但在机体内具有重要的营养作用和生理功能。

**1. 构成机体组织** 矿物质是构成机体组织的重要成分，如钙、镁、磷是骨骼和牙齿的主要成分；铁是血红蛋白的主要成分；碘是合成甲状腺素的主要成分；锌是胰岛素与含锌酶的成分；磷是神经、脑磷脂的成分。

**2.调节生理功能**  矿物质和蛋白质协同维持组织细胞的渗透压,在体液转运和潴留过程中起重要作用。同时,钾离子、钠离子、钙离子、镁离子也是维持神经肌肉的兴奋性、细胞膜的通透性及细胞正常功能的主要物质。

(二)常量元素

**1.钙**  钙(calcium)是构成人体的重要组分,按含量排列仅次于碳、氢、氧、氮,占体重的 1.5%～2%,正常成人体内含钙总量为 1000～1200 g。

(1)体内分布:人体几乎 99% 的钙集中于骨骼和牙齿,其余 1% 有一半与柠檬酸螯合或与蛋白质结合,另一半则以离子状态存在于软组织、细胞外液和血液中。血钙较稳定,几乎全部存在于血清中,血清钙的含量为 2.25～2.75 mmol/L,儿童血清钙的含量常处于上限值。

(2)生理功能。

①构成机体的骨骼和牙齿:钙是构成骨骼和牙齿的重要组分,对保证骨骼的正常生长发育和维持骨健康起着至关重要的作用。

②维持肌肉和神经的兴奋性:钙离子与神经和肌肉的兴奋、神经冲动的传导、心脏的正常搏动等生理活动密切相关。

③其他功能:细胞内的钙离子,是细胞对刺激产生反应的媒介,对细胞功能的维持、酶的激活以及激素的分泌等,都有着决定性的作用。

(3)钙的缺乏。

①佝偻病:儿童时期生长发育旺盛,对钙需要量较多,如长期摄钙不足,并伴随蛋白质和维生素 D 缺乏,可引起生长迟缓、骨钙化不良、骨骼变形。故儿童应注意补充足量的钙与维生素 D。

②骨质疏松症:35 岁左右,人体内单位体积内的骨质达到顶峰,称为峰值骨密度,此后骨质逐渐丢失,如果体内钙缺乏则易发生骨质疏松症。当骨密度降低到一定程度时,就不能保持骨骼结构的完整性,甚至发生压缩变形,以致在很小外力下即可发生骨折。

③其他:有研究显示,缺钙可能与高血压、结肠癌、男性精子质量降低有关。

(4)食物来源:乳类和乳制品是钙的最佳食物来源,钙含量丰富,吸收率高,其中酸奶更有利于钙的吸收。带壳的虾及一些硬果钙含量较高,豆类、绿色蔬菜也是钙的较好食物来源。常见食物的钙含量见表 2-5。

表 2-5  常见食物的钙含量  (单位:mg/100 g)

| 食物名称 | 钙含量 | 食物名称 | 钙含量 | 食物名称 | 钙含量 |
|---|---|---|---|---|---|
| 牛奶 | 104 | 豌豆(干) | 67 | 蚌肉 | 190 |
| 干酪 | 799 | 花生仁 | 284 | 大豆 | 191 |
| 蛋黄 | 112 | 荠菜 | 294 | 豆腐 | 164 |
| 大米 | 13 | 苜蓿 | 713 | 黑豆 | 224 |
| 标准粉 | 31 | 油菜 | 108 | 青豆 | 200 |
| 猪肉(瘦) | 6 | 海带(干) | 348 | 雪里蕻 | 230 |
| 牛肉(瘦) | 9 | 紫菜 | 264 | 苋菜 | 178 |
| 羊肉(瘦) | 9 | 木耳 | 247 | 大白菜 | 45 |
| 鸡肉 | 9 | 虾皮 | 991 | 枣 | 80 |

**2.磷**  磷(phosphorus)也是人体中含量较多的元素,体内含量仅次于钙,约占人体重的 1%,成人体内含磷总量为 600～900 g。磷不但是人体的重要组成元素,而且参与生命活动中非常重要的代谢过程。

(1)体内分布:人体内 85% 的磷存在于骨骼中,其余存在于骨骼肌的膜与组织结构、皮肤、神经组织和器官中。软组织及细胞膜中的磷都是以磷的酯类化合物形式存在,此外还有磷蛋白、磷脂等形式。

血磷是指血清中无机磷酸盐中所含有的磷,正常人仅为 $0.97\sim1.6$ mmol/L,红细胞及血浆中有机磷酸酯及磷脂所含的有机磷远远大于此值。血磷浓度不及血钙稳定,随年龄增长而变化。

(2)生理功能。

①构成机体的骨骼和牙齿:磷是构成骨骼和牙齿的重要原料,起构成机体支架和承担负重作用,并作为磷的储存库。

②参与机体能量代谢:磷以磷酸根形式参与机体能量代谢。当产能营养素在代谢中释放出能量时,磷酸根与之结合成高能磷酸化合物,将能量储存起来;当人体需要能量时,高能磷酸化合物释放出能量并分解出游离态磷酸根,这在有效利用、储存和运送转移能量中起到重要作用。

③组成生命的重要物质:磷是核酸、磷蛋白、磷脂、环腺苷酸、环鸟苷酸和多种酶的组成成分。

④参与酸碱平衡的调节和碳水化合物、脂肪的吸收及代谢。

(3)磷缺乏:含磷的食物来源广泛,因此磷缺乏比较少见。但也有例外,如早产儿若仅喂以母乳,因母乳含磷量较低,不足以满足早产儿骨磷沉积的需要,可发生磷缺乏,出现佝偻病样骨骼异常。磷缺乏还可见于使用静脉营养过度而未补充磷的患者。在严重磷缺乏和磷耗竭时,可发生低磷血症。

磷缺乏主要引起厌食、贫血、肌无力、骨痛、骨软化,对传染病的易感性增加,感觉异常、共济失调、精神错乱甚至死亡。上述严重症状常于血磷降至 $0.29$ mmol/L 以下时出现。

(4)食物来源:磷在食物中分布很广,无论动物性食物还是植物性食物,其细胞中都含有丰富的磷。磷是与蛋白质并存的,瘦肉、蛋类、奶及动物的肝、肾中磷含量都很高,海带、紫菜、芝麻酱、花生、坚果、粗粮中含磷也较丰富。

**3. 钾**  钾离子是人体重要的阳离子之一,大部分存在于细胞内,是最重要的调控酸碱代谢平衡的阳离子。正常成人体内钾总量约为 $50$ mmol/kg。

(1)体内分布:各种体液内都含有钾,体内98%的钾存在于细胞内。钾在体内的分布与器官的大小及其细胞的数量和质量有关,其中70%的体钾储存于肌肉中,正常人血浆中钾的浓度为 $3.5\sim5.3$ mmol/L,约为细胞内钾浓度的1/25。

(2)生理功能。

①维持碳水化合物、蛋白质和能量的正常代谢:葡萄糖和氨基酸经过细胞膜进入细胞合成糖原和蛋白质时,必须有适量的钾离子参与。三磷酸腺苷的生成过程中也需要一定量的钾,如果钾缺乏时,碳水化合物和蛋白质的代谢将受到影响。

②维持细胞内正常渗透压:钾主要存在于细胞内,在维持细胞内正常渗透压方面起重要作用。

③维持神经肌肉的应激性和正常功能:细胞内的钾离子和细胞外的钠离子联合作用,可激活 $Na^+$-$K^+$-ATP 酶,产生能量,维持细胞内外钾离子、钠离子浓度梯度,产生膜电位,使膜有电信号能力,膜去极化时在轴突产生动作电位,激活肌肉纤维收缩并引起突触释放神经递质。

④维持心肌的正常功能:心肌细胞内外的钾离子浓度对心肌的自律性、传导性和兴奋性有密切关系。钾缺乏时,心肌兴奋性增高;钾过量时又使心肌自律性、传导性和兴奋性受抑制。

⑤维持细胞内外正常的酸碱平衡和电解质平衡:钾代谢紊乱时,可影响细胞内外酸碱平衡。当细胞失钾时,细胞外液中钠离子与氢离子可进入细胞内,引起细胞内酸中毒和细胞外碱中毒;反之,细胞外钾离子内移,氢离子外移,可引起细胞内碱中毒与细胞外酸中毒。

⑥降低血压:血压与膳食钾、尿钾、总体钾或血清钾呈负相关。补钾对高血压及正常血压者有降压作用。

(3)钾缺乏:人体内钾总量减少使钾缺乏,可引起神经肌肉、消化、心血管、泌尿、中枢神经等系统发生功能性或病理性改变。主要表现为肌无力、瘫痪、心律失常、横纹肌溶解综合征及肾功能障碍等。长期缺钾,可出现肾功能障碍,表现为多尿、夜尿、口渴、多饮等。由于失钾,可发生低钾、低氯性碱中毒。

体内缺钾的常见原因是摄入不足或损失过多。由于疾病或其他原因需要长期禁食或少食,而静脉补液中少钾或无钾时,易发生摄入不足。损失过多的原因比较多,可经消化道损失,频繁的呕吐、腹泻、胃肠引流、长期用缓泻剂或轻泻剂等;经肾损失,如各种以肾小管功能障碍为主的肾脏疾病,可使钾从尿中大量丢失;经汗丢失,常见于高温作业或体力劳动者,大量出汗而使钾大量丢失。

(4)食物来源:大部分食物都含有钾,其中蔬菜和水果是钾最好的食物来源。常见食物中钾的含量见表2-6。

表2-6　常见食物中钾的含量　　　　　　　　　　(单位:mg/100 g)

| 食物名称 | 钾含量 | 食物名称 | 钾含量 | 食物名称 | 钾含量 |
|---|---|---|---|---|---|
| 紫菜 | 1796 | 黄豆 | 1503 | 韭菜 | 247 |
| 赤豆 | 860 | 绿豆 | 787 | 黑木耳 | 757 |
| 花生仁 | 587 | 枣(干) | 524 | 毛豆 | 478 |
| 扁豆 | 439 | 小米 | 284 | 牛肉(瘦) | 284 |
| 带鱼 | 280 | 黄鳝 | 278 | 鲢鱼 | 277 |
| 猪肝 | 235 | 鸡 | 251 | 羊肉(肥瘦) | 232 |

**4. 钠**　钠(sodium)是人体不可缺少的常量元素,钠单质的性质非常活泼,自然界中钠多以钠盐形式存在,食盐是人体获得钠的主要来源。

(1)体内分布:一般情况下,成人体内钠含量为6200～6900 mg或95～106 mg/kg,约占体重的0.15%。体内钠主要存在于细胞外液,占钠总量的44%～50%;骨骼次之,为40%～47%;细胞内液中含量较低,仅9%～10%。正常人血清钠离子浓度为135～145 mmol/L。

(2)生理功能。

①调节体内水分:钠离子主要存在于细胞外液,是细胞外液中的主要阳离子,构成细胞外液渗透压,调节与维持体内水分的恒定。当细胞内钠含量增高时,水进入细胞内,使水含量增加;反之,钠含量降低,水含量减少。

②维持酸碱平衡:钠离子在肾小管重吸收时,与$H^+$交换,清除体内酸性代谢产物(如$CO_2$),保持体液的酸碱平衡。

③泵的构成成分:钠离子、钾离子的主动转运,由$Na^+$-$K^+$-ATP酶驱动,使钠离子主动从细胞内排出,以维持细胞内外液渗透压平衡。钠对ATP的生成和利用、肌肉运动、心血管功能、能量代谢都有影响,此外,糖代谢、氧的利用也需要钠的参与。

④维持血压正常:膳食钠摄入与血压有关,血压随年龄增加而增高,这种增高有20%可能归因于膳食钠的摄入。每摄入2300 mg钠,可导致血压升高2 mmHg。

⑤增强神经肌肉兴奋性:钠离子、钾离子、钙离子、镁离子等的浓度平衡对于维持神经肌肉的应激性都是必需的,体内充足的钠可增强神经肌肉的兴奋性。

(3)钠的缺乏:一般情况下人体不易缺钠,但在某些情况下,如禁食、少食、膳食钠限制过严、摄入量非常低时;高温、重体力劳动、过量出汗、胃肠疾病、反复呕吐、腹泻(泻剂应用)等使钠过量排出或丢失时;胃肠外营养缺钠或低钠时;利尿剂的使用,可抑制肾小管重吸收钠而使钠丢失等造成钠含量降低,而又未能补充丢失的钠时,均可引起钠的缺乏。血清钠离子浓度低于135 mmol/L时,即为低钠血症。

钠缺乏早期症状不明显,血清钠离子浓度过低时,则渗透压下降,细胞肿胀。当失钠达0.75～1.2 g/kg体重时,可出现恶心、呕吐、心动加速、脉搏细弱、血压下降,甚至昏迷、休克、急性肾衰竭而死亡。

(4)食物来源:钠普遍存在于各种食物中,一般动物性食物钠含量高于植物性食物,但人体钠来源主要为食盐,其次是加工、制备过程中加入钠或含钠的复合物(如谷氨酸钠、碳酸氢钠等)的食品,如酱油,盐渍或腌制肉或烟熏食品,发酵豆制品等。

（三）微量元素

**1.铁**  铁是人体重要的必需微量元素之一,较容易出现缺乏,缺铁性贫血是我国常见的营养缺乏病之一。

（1）体内分布:成人体内铁总量为4～5 g,可分为功能性铁和储存铁。功能性铁是铁在人体内的主要存在形式,约占铁总量的2/3,其中60%～75%的铁存在于血红蛋白中,3%的铁存在于肌红蛋白中,1%的铁存在于含铁酶类(如细胞色素氧化酶、过氧化物酶、过氧化氢酶等)、辅助因子及运铁载体中。储存铁以铁蛋白和含铁血黄素形式存在于肝、脾与骨髓中,占铁总量的25%～30%。正常男性体内的储存铁约为1000 mg,女性仅为300～400 mg。

（2）生理功能。

①参与$O_2$与$CO_2$的转运:血红蛋白、肌红蛋白、细胞色素A以及一些呼吸酶,参与体内$O_2$与$CO_2$的转运、交换和组织呼吸过程。

②参与骨髓造血过程:铁与红细胞的形成与成熟有关,铁在骨髓造血组织中进入幼红细胞内,与卟啉结合形成正铁血红素,后者再与珠蛋白合成血红蛋白。

③与免疫力有关:铁与免疫关系密切,可提高机体免疫力,提高中性粒细胞和吞噬细胞的功能。

④其他功能:铁还有催化β-胡萝卜素转化为维生素A,参与嘌呤和胶原的合成、抗体的产生,以及药物在肝脏的解毒等功能。

（3）铁的缺乏。

①贫血:贫血患者常有心慌、气短、头晕、眼花、乏力、运动耐量减少等表现。妊娠早期贫血还与早产、低体重儿及胎儿死亡有关。

②行为和智力方面:铁缺乏可引起心理活动和智力发育的损害及行为的改变。铁缺乏(尚未出现贫血)还可损害儿童的认知能力,后期补充铁也难以恢复。长期铁缺乏会明显影响身体耐力。

③其他:铁缺乏还可使肌肉中氧化代谢途径受损,使机体抗感染能力和抗寒能力下降。

（4）食物来源:铁广泛存在于各种食物中,但分布极不均衡,吸收率相差也很大。一般动物性食物的含铁量和吸收率均比植物性食物高。

含铁丰富的食物有动物血、肝脏、牛肾、大豆、黑木耳、芝麻酱等;含铁良好的食物有瘦肉、红糖、蛋黄、猪肾、羊肾、干果等;含铁一般的食物有鱼、谷物、菠菜、扁豆、豌豆、芥菜等;含铁微量的食物有乳制品、白面粉和大多数水果等。

**2.碘**  碘在自然界分布广泛,其中以海水含碘量最高。人体碘有80%～90%来自食物,食物中的碘以两种形式存在,即无机碘和有机碘。无机碘在胃和小肠中几乎100%被吸收;有机碘在消化道被消化、脱碘后,以无机碘形式被吸收。碘缺乏被认为与甲状腺肿有关,是常见的营养缺乏病。

（1）生理功能:迄今为止,尚未发现碘的独立作用,碘的生理功能是通过甲状腺素完成的。甲状腺利用碘和酪氨酸合成甲状腺素,而后发挥其生理功能,如调节代谢、促进体格及大脑发育等。

（2）碘缺乏:环境缺碘是主要原因,通过食物链的作用可导致生活在该地区的人群碘缺乏。碘缺乏在成人中可引起甲状腺肿,在胎儿期和新生儿期可引起克汀病和智力低下,此外,碘缺乏还可导致流产、先天畸形、新生儿死亡率增高、地方性克汀病等。

（3）食物来源:机体所需碘主要来自食物,占每日总摄入量的80%～90%;其次来自饮水与食盐。食物中碘含量的高低取决于各地区土壤及土质等因素,甲状腺肿流行地区的食物碘含量常低于非流行地区的同类食物。

海产品含碘丰富,是碘的良好来源,如海带、紫菜、海鱼、干贝、淡菜、海参、龙虾等。其中,干海带含碘可达36 mg/kg。而远离海洋的内陆山区,土壤和空气中含碘较少,故饮水、食物中含碘量也较少,易发生碘缺乏。陆地食物中动物性食物含碘量高于植物性食物,蛋、奶的含碘量较高,其次为肉类、淡水鱼,植物性食物含碘量最低。

**3.硒**  硒是地壳中含量极微、分布不均的稀有元素,硒的缺乏与克山病有关。

（1）体内分布:成人体内含硒14～21 mg,广泛分布于组织、器官和体液中,肾中硒的浓度最高,肝脏次之,血液中较低,脂肪组织内最低。

(2)生理功能。

①抗氧化作用:由于硒是若干抗氧化酶的必需组分,它通过消除脂质过氧化物,阻断活性氧和自由基的致病作用,起到延缓衰老、抗氧化及预防某些慢性病的作用。

②免疫作用:适宜的硒水平对于保持细胞免疫和体液免疫是必需的。硒在脾脏、肝脏、淋巴结等免疫器官中都有检出,补硒可以明显提高宿主抗体和补体的应答能力。

③调节代谢作用:硒可以清除甲状腺激素合成过程中的氧自由基,保护甲状腺细胞,通过对甲状腺的调节作用来影响机体代谢。

④抑癌作用:硒通过体内代谢产物(特别是甲基硒化物)抑制癌细胞生长,被誉为人体微量元素中的"抗癌之王"。

⑤其他作用:硒还有维持正常生育功能、抗肿瘤等作用。

(3)硒缺乏:硒缺乏是发生克山病的重要原因,该病的临床症状主要为心腔扩大、心功能不全、心律失常等。此外,缺硒还可引起大骨节病。

①克山病:一种以多发性灶状心肌坏死为主要病理改变的地方性心肌病。它具有地区性分布、季节性高发和人群多发三大流行病学特征。在补硒预防克山病试验的研究中,测定比较了克山病区与非病区各类样品的硒含量。结果发现,克山病区人体内、外环境均处于低硒状态。

②大骨节病:一种地方性、多发性、变形性骨关节病。它主要发生于青少年,严重影响骨发育和日后生活劳动能力。补硒对患者骨骺端改变有促进修复、防止恶化的作用。因此,目前认为低硒是大骨节病发生的环境因素之一。

(4)食物来源:硒的良好食物来源是海产品(如蟹、蛤蜊、牡蛎、海参等)、动物肝肾及肉类。植物性食物的含硒量受到其栽种土壤中含硒量和可被吸收利用的硒量的影响,因此,即使是同一品种的谷物或蔬菜,也会因产地不同而含硒量不同。

**4.锌**　锌是人体正常生长发育所必需的营养素,在微量元素中位居第二。

(1)体内分布:成人体内含锌量为2~2.5 g,主要存在于肝、肾、肌肉、骨骼、皮肤、指甲、前列腺等中,血液中含量较少。锌在体内主要以酶的形式存在,对生长发育、免疫功能、物质代谢和生殖功能等均有重要作用。

(2)生理功能。

①体内很多酶的组成成分或激活剂:体内六大酶系(氧化还原酶、水解酶、裂解酶、转移酶、合成酶和异构酶)中,每一类都有含锌酶,它们在组织呼吸和蛋白质、脂肪、碳水化合物等代谢中都发挥重要作用。

②促进生长发育:锌参与细胞生长、分裂和分化等过程。一旦缺乏就会妨碍内分泌轴的功能。锌还参与脑细胞中DNA和蛋白质的合成,如果缺锌会影响儿童智力发育。

③促进食欲:锌参与唾液蛋白的构成,锌缺乏会影响舌黏膜的功能,使味觉敏感度下降,儿童会出现厌食和偏食,甚至异食癖。

④促进性器官正常发育:缺锌会引起性成熟迟缓,性器官发育不良,导致青少年第二性征出现延迟,或者机能低下。男性一旦缺锌,就会导致精子数量减少、活力下降,精液液化不良,最终导致男性不育。缺锌也可能导致女性月经失调。

⑤对皮肤和视力有保护作用:锌可促进伤口愈合,如果缺锌,可能会导致皮肤干燥、粗糙,伤口愈合缓慢。视网膜中锌浓度较高,提示锌在组织中起关键作用,缺锌可导致异常黑暗适应性或与年龄相关的黄斑变性。

⑥提高机体免疫功能:锌元素是免疫器官胸腺发育的营养素,只有锌含量充足才能有效保证胸腺发育,正常分化T淋巴细胞,发挥细胞免疫功能。

⑦有利于毛发和指甲的正常生长:人体在合成毛发蛋白质过程中,需要十余种含锌酶参与,锌缺乏时毛发色素变淡,且易脱发,同时指甲会出现白斑等。

（3）锌缺乏：锌缺乏主要表现为发育迟缓、皮肤伤口愈合不良、味觉障碍、胃肠道疾病、免疫功能减退等。急性锌缺乏时，会出现皮肤损害和脱发；妊娠期缺锌，胎儿生长发育缓慢，甚至出现畸形等。

（4）食物来源：食物中的锌含量差别很大，吸收利用率也不相同。一般来说，贝壳类海产品、红色肉类、动物内脏是锌的极好来源，干果类、谷类胚芽和麦麸也富含锌；植物性食物含锌量较低；干酪、虾、燕麦、花生酱等为锌的良好来源。精细的粮食加工过程可导致大量的锌丢失，如小麦加工成精面粉大约会损失 80％的锌，豆类制成罐头会损失 60％左右的锌。

## 五、维生素

维生素是维持机体正常生理功能及细胞内特异代谢反应所必需的一类微量有机化合物，在物质代谢中起重要作用。这类物质由于体内不能合成或合成量不足，所以虽然需要量很少，但必须由食物供给。

（一）维生素的分类

维生素的种类很多，化学结构差异极大，通常根据维生素的溶解性将其分成两大类，即脂溶性维生素和水溶性维生素。

**1. 脂溶性维生素**　脂溶性维生素包括维生素 A、维生素 D、维生素 E、维生素 K 等。脂溶性维生素不溶于水而溶于有机溶剂，它们在体内的消化、吸收、运输、排泄过程均与脂类密切相关，代谢相对较慢，大剂量摄入容易引起中毒。

**2. 水溶性维生素**　水溶性维生素包括 B 族维生素和维生素 C。水溶性维生素易溶于水而不溶于有机溶剂，对酸稳定，易被碱破坏。水溶性维生素及其代谢产物较易自尿中排出，一般不会在体内蓄积中毒，但极大量摄入时也可出现毒性，如摄入过少，则会出现缺乏症。

（二）脂溶性维生素

**1. 维生素 A**　维生素 A 又称视黄醇或抗眼干燥症因子，狭义的维生素 A 指视黄醇，广义的则包括维生素 A 和维生素 A 原。

维生素 A 有维生素 $A_1$ 和维生素 $A_2$ 两种，维生素 $A_1$ 主要存在于海产鱼中，而维生素 $A_2$ 主要存在于淡水鱼中。植物中所含的一般为维生素 A 原，需通过转化后才能变成具有活性的维生素 A。维生素 A 原主要存在于黄、绿、红色植物中，目前已经发现的天然类胡萝卜素约为 600 种，仅有约十分之一是维生素 A 原，其中最为重要的是 β-胡萝卜素，它常与叶绿素并存。

（1）生理功能。

①维持正常视觉：维生素 A 能促进视觉细胞内感光物质的合成和再生，以维持正常视觉。人若进入暗处，因视紫红质消失，对光不敏感，只有当足够的视紫红质再生后才能在一定照度下见物，这一过程称为暗适应。暗适应的速度取决于体内维生素 A 的营养状况。

②维持上皮细胞正常生长与分化：维生素 A 在维持上皮细胞正常生长与分化中起着十分重要的作用，缺乏维生素 A 可影响黏膜细胞中糖蛋白的生物合成及黏膜的正常结构。

③促进生长发育：视黄醇和视黄酸对于胚胎发育是必需的。维生素 A 缺乏影响雄性动物精子的生成，并使雌性动物雌激素分泌的周期变化消失，以致不能受孕，或导致畸胎、流产和死亡。缺乏维生素 A 的儿童生长停滞、发育迟缓、骨骼发育不良，缺乏维生素 A 的孕妇所生的新生儿体重较轻。

④抑癌作用：维生素 A 或其衍生物（如 5,6-环氧视黄酸、13-顺式视黄酸等）有抑癌防癌作用，与它们能维持上皮细胞正常分化有关，也与阻止肿瘤形成的抗启动基因的活性有关。类胡萝卜素的抑癌作用比维生素 A 更受人们重视，可能与其抗氧化作用有关。

⑤维持机体正常免疫功能：维生素 A 对机体免疫系统有重要的作用，维生素 A 缺乏可影响抗体生成、胸腺重量和上皮组织的分化，使机体免疫功能下降，感染率增加。

⑥改善铁吸收和铁转运：维生素 A 和 β-胡萝卜素可在肠道内与铁形成溶解度高的配合物，从而减少植酸和多酚类物质对铁吸收的不利作用，有改善铁吸收和促进铁转运的作用。

（2）缺乏与过量。

①维生素 A 缺乏：维生素 A 缺乏的最早症状是暗适应能力下降，最明显的结果是患眼干燥症。维生素 A 缺乏除了引起眼部症状外，还会引起机体不同组织上皮干燥、增生及角化，引起血红蛋白合成代谢障碍，免疫功能低下，儿童生长发育迟缓等。

②维生素 A 过量：摄入大剂量维生素 A 可引起急性、慢性及致畸毒性损害。

急性毒性：成人一次或多次连续摄入膳食推荐摄入量（RNI）的 100 倍，或儿童大于其 RNI 的 20 倍时，可发生急性毒性反应。早期症状为恶心、呕吐、头疼、眩晕、视物模糊、共济失调等。当剂量极大时，可发生嗜睡、厌食、少动、反复呕吐等症状。

慢性毒性：比急性中毒常见，维生素 A 使用剂量为其 RNI 的 10 倍以上时可发生，常见症状为头痛、脱发、肝大、长骨末端外周部分疼痛、肌肉僵硬、皮肤瘙痒等。孕妇在妊娠早期每日大剂量摄入维生素 A，还会导致流产、胎儿畸形等。

大量摄入胡萝卜素可出现高胡萝卜素血症，易出现类似黄疸的皮肤，但停止摄入，症状会慢慢消失，未发现其他毒性。

（3）食物来源：维生素 A 最丰富的食物来源是各种动物肝脏、鱼肝油、鱼卵、全奶、奶油、禽蛋等。维生素 A 原的良好食物来源是深色（尤其红黄色）蔬菜和水果，如菠菜、空心菜、莴苣叶、芹菜叶、胡萝卜、豌豆苗、红心红薯、辣椒及水果中的芒果、杏子及柿子等。

**2. 维生素 D** 维生素 D 又称抗佝偻病维生素，以维生素 $D_2$ 及维生素 $D_3$ 最为常见。前者是由酵母菌或者麦角中的麦角固醇经紫外线照射后的产物，后者是人体从食物摄入或者在体内合成的胆固醇衍生物 7-脱氢胆固醇经紫外线照射转变而成的。

（1）生理功能。

①促进小肠钙吸收：转运至小肠组织的 $1\alpha,25\text{-}(OH)_2\text{-}D_3$ 先进入黏膜上皮细胞，并在该处诱发一种特异的钙结合蛋白的合成，因此它可被视为参与钙运输的载体。这种结合蛋白还可增强肠黏膜对钙离子的通透性，促进钙在肠内的吸收。

②对骨骼钙的动员和促进破骨细胞的分化：$1\alpha,25\text{-}(OH)_2\text{-}D_3$ 对骨有两种相反的作用。一方面，当血钙浓度降低时，与甲状旁腺激素协同作用，通过破骨细胞作用，使骨盐溶解，从骨中吸收钙、磷，以维持血浆钙、磷的正常浓度；另一方面，当细胞外钙、磷浓度超饱和时，可促进骺软骨和类骨组织钙化，有利于骨盐的沉积。如果维生素 D 缺乏，受影响最明显的就是处于快速生长期的骨骼，可导致个体罹患佝偻病或骨软化症。

③调节基因转录作用：$1\alpha,25\text{-}(OH)_2\text{-}D_3$ 通过调节基因转录和一种独立信息传导途径来启动生物学效应，目前已有众多具有调节基因转录作用的维生素 D 核受体靶器官，如肠、肾、骨、胰、垂体、胎盘、皮肤及各种来源的癌细胞等。

（2）缺乏与过量。

①维生素 D 缺乏：可导致钙、磷代谢紊乱，血中钙、磷水平降低，影响骨钙化，造成骨骼和牙齿的矿化异常。婴儿缺乏维生素 D 将引起佝偻病，主要表现为骨骼变软和弯曲变形，如幼儿刚学会走路时，身体重量使下肢弯曲，形成 X 形腿（膝外翻）或 O 形腿（膝内翻）；胸骨外凸（鸡胸），肋骨与肋软骨连接处形成"肋骨串珠"。对成人，尤其是妊娠期、哺乳期妇女和老年人，维生素 D 缺乏可使已成熟的骨骼脱钙而发生骨软化症和骨质疏松症。

②维生素 D 过量：膳食来源的维生素 D 一般不会引起中毒，但是长期大剂量服用维生素 D 营养补充剂可引起维生素 D 中毒。中毒症状包括食欲不振、体重减轻、恶心、呕吐、腹泻、头痛、多尿、烦渴、发热等，以致发展成软组织转移性钙化和肾结石。

（3）来源：外源性维生素 D 主要由食物提供，脂肪含量高的海鱼、动物肝脏、蛋黄、奶油和干酪等动物性食物含量相对较高，蔬菜、谷物和水果几乎不含维生素 D。

另外，维生素 D 还可以通过阳光中紫外线照射由皮肤产生。所以经常晒太阳是人体获得充足、有效的维生素 D 的最好方式，故提倡儿童和老年人应多进行户外活动。

**3. 维生素 E**　维生素 E 又称生育酚,天然的生育酚都是 D-生育酚(右旋型),它有 α、β、γ、δ 等 8 种同分异构体。维生素 E 不溶于水,可溶于脂肪和乙醇等有机溶剂中,对氧敏感,对热不敏感,广泛存在于植物油、水果、蔬菜及坚果中。

(1)生理功能。

①抗氧化作用:维生素 E 是高效抗氧化剂,在体内保护细胞免受自由基损害。维生素 E 缺乏可导致细胞抗氧化功能发生障碍,引起细胞损伤,这一功能与其抗动脉粥样硬化、保护心血管系统、抗癌、改善免疫功能及延缓衰老等过程有关。

②促进蛋白质更新合成:维生素 E 可通过促进 RNA 更新的蛋白质合成而促进某些酶蛋白合成。缺乏维生素 E 可导致核酸和氨基酸代谢异常,还会导致膜结合酶功能异常。

③预防衰老:随着年龄增长,人体内脂褐质不断增加。脂褐质俗称老年斑,是细胞内某些成分被氧化分解后的沉积物。补充维生素 E 可减少脂褐质的形成,改善皮肤弹性,减轻性腺萎缩,提高免疫力。

④与动物的生殖功能和精子生成有关:维生素 E 缺乏时可出现睾丸萎缩及其上皮细胞变性、孕育异常,临床上常用维生素 E 治疗先兆流产和习惯性流产。

⑤其他作用:维生素 E 具有保持红细胞完整性的作用,可用于治疗溶血性贫血;高浓度的维生素 E 还能增强多种免疫功能,包括抗体反应和吞噬细胞活性等。

(2)缺乏与过量。

①维生素 E 缺乏:长期缺乏者血浆中维生素 E 浓度可降低,导致红细胞膜受损,红细胞寿命缩短,出现溶血性贫血。维生素 E 缺乏时,还可引起神经-肌肉退行性变化,出现视网膜退变、蜡样质色素积聚、神经退行性病变、小脑共济失调等;可增加罹患动脉粥样硬化、白内障以及其他老年退行性病变的概率。

②维生素 E 过量:在脂溶性维生素中,维生素 E 的毒性相对较小。可能出现的中毒症状有视物模糊、头痛、极度疲乏,个别患者会因凝血机制损害而有出血倾向。目前有不少人自行补充维生素 E,其每日摄入量以不超过 400 mg 为宜。

(3)食物来源:维生素 E 在自然界分布甚广,一般情况下不会缺乏。维生素 E 含量丰富的食物有植物油、麦胚、硬果、种子类、豆类等;蛋类、绿叶蔬菜中也含有一定量的维生素 E;肉类、鱼类等动物性食物、水果及其他蔬菜中维生素 E 含量很少。食物加工、储存和制备过程可损失部分维生素 E。

**4. 维生素 K**　维生素 K 又称凝血维生素,是含 2-甲基-1,4 萘醌基团的具有生物活性的一组化合物。植物来源的维生素 K 为叶绿醌,是人类维生素 K 的主要来源;细菌来源的为甲萘醌类;动物组织既含有叶绿醌,又含有甲萘醌。

(1)生理功能。

①参与凝血功能:维生素 K 是一种与凝血有关的营养素,许多凝血因子的生物合成有赖于维生素 K 的存在,如凝血因子Ⅱ、凝血因子Ⅶ、凝血因子Ⅸ和凝血因子Ⅹ等,其功能是防止出血,并使可溶性纤维转化为不溶性纤维蛋白,再与血小板交联形成血凝块。

②参与骨钙代谢:维生素 K 参与骨钙中谷氨酸的羧基化反应,能增加成骨细胞骨钙素的合成,对骨质疏松症的预防和治疗有一定作用。

(2)缺乏与过量。

①维生素 K 缺乏:维生素 K 广泛分布于动植物组织中,肠道内微生物可部分合成,健康人群原发性维生素 K 缺乏并不常见。维生素 K 缺乏会引起低凝血酶原血症,且其他依赖维生素 K 的凝血因子浓度下降,表现为凝血功能障碍和出血。

②维生素 K 过量:天然的维生素 $K_1$、维生素 $K_2$ 不产生毒性。然而维生素 K 前体甲萘醌(维生素 $K_3$)由于与巯基反应而有毒性,能引起婴儿溶血性贫血、高胆红素血症和黄疸。

(3)食物来源:绿叶蔬菜是维生素 K 最好的食物来源,其含量为 50～800 μg/100 g;其次是豆类;乳类及乳制品、蛋类、肉类含量低于 5 μg/100 g。

（三）水溶性维生素

**1. 维生素 B₁**　维生素 B₁ 又称硫胺素或抗脚气病因子，是人类发现较早的维生素之一。因其结构中有含硫的噻唑环与含氨基的嘧啶环，故名硫胺素。维生素 B₁ 略带酵母气味，易溶于水，在酸性环境中稳定，比较耐热，不易被破坏。人体内维生素 B₁ 的总量约为 30 mg，约一半存在于肌肉中，其中以心、肝、肾和脑组织含量较高。

（1）生理功能：维生素 B₁ 与能量代谢有关，主要功能是维持碳水化合物的正常代谢，作为碳水化合物氧化过程中的一种辅酶起作用。

①辅酶功能，维持体内正常能量代谢：维生素 B₁ 在硫胺素焦磷酸激酶的作用下，与 ATP 结合形成硫胺素焦磷酸（TPP），TPP 是维生素 B₁ 主要的辅酶形式，在体内参与 $\alpha$-酮酸的氧化脱羧反应和磷酸戊糖途径的转酮醇酶反应，在三羧酸循环和 ATP 生成过程以及磷酸戊糖途径中起重要作用。

②抑制胆碱酯酶的活性，促进胃肠蠕动：乙酰胆碱有促进胃肠蠕动和腺体分泌的作用，维生素 B₁ 是胆碱酯酶的抑制剂，可降低乙酰胆碱的水解速率，而当维生素 B₁ 缺乏时，胆碱酯酶的活性增强，使乙酰胆碱分解加速，导致胃肠蠕动变慢、消化液分泌减少，出现消化不良。

③对神经组织的作用：维生素 B₁ 在神经组织中可能具有一种特殊的非辅酶作用，TPP 可能具有调控膜钠离子通道功能，当 TPP 缺乏时，渗透压梯度无法维持，引起电解质与水的转移。

（2）缺乏与过量。

①维生素 B₁ 缺乏：维生素 B₁ 缺乏的初期症状为疲乏无力、淡漠、食欲不振、恶心、急躁、沮丧、头痛和心律失常等。

因维生素 B₁ 缺乏引起的全身性疾病又称脚气病，临床上一般可分为以下三类：a. 干性脚气病，以多发性周围神经炎为主，表现为指趾麻木、肌肉酸痛和压痛。b. 湿性脚气病，以下肢水肿和心脏症状为主。c. 混合性脚气病，严重缺乏者可同时出现神经系统和心血管系统症状。

②维生素 B₁ 过量：过量的维生素 B₁ 很容易从肾脏排出，因此维生素 B₁ 过量中毒很少见。短时间内摄入超过 RNI 100 倍以上的剂量时有可能出现头痛、浮肿、惊厥、心律失常、过敏等症状。

（3）食物来源：维生素 B₁ 广泛存在于天然食物中，但含量受食物种类，收获、存储、加工、烹调条件等因素影响较大。其良好的食物来源是葵花籽仁、花生、大豆粉、瘦猪肉、动物内脏（如肝、心、肾等）等；小麦粉、小米、玉米、大米等谷物中含量次之；鱼类、蔬菜和水果中含量较少。

日常膳食中维生素 B₁ 主要来源于谷类，因其多存在于表皮和胚芽中，若米面碾磨过于精细，过度清洗和烹调等，均可造成维生素 B₁ 大量损失。

**2. 维生素 B₂**　维生素 B₂ 又称核黄素，是黄色针状结晶，微溶于水。游离型核黄素对紫外线敏感，在酸性条件下分解为光黄素，在碱性条件下分解为光色素，故核黄素必须避光储存。体内多余的核黄素主要随尿液排出，食物中未被吸收的核黄素和胆汁中未被重吸收的部分核黄素随粪便排出，故口服维生素 B₂ 时小便可呈黄绿色，属正常反应。

（1）生理功能。

①参与体内生物氧化与能量代谢：维生素 B₂ 在人体内为许多重要辅酶的组成成分，在细胞代谢呼吸链的重要反应中起控制作用，或参与更加复杂的电子传递系统，还通过三羧酸循环中的一些酶及呼吸链等参与体内氧化还原反应与能量代谢，从而维持蛋白质、脂肪和碳水化合物的正常代谢。

②参与维生素 B₆ 和烟酸的代谢：FAD 和 FMN 分别作为辅酶参与色氨酸转变为烟酸、维生素 B₆ 转变为磷酸吡哆醛的过程。

③参与抗氧化防御系统：FAD 作为谷胱甘肽还原酶的辅酶，参与体内的抗氧化防御系统，维持还原性谷胱甘肽的浓度。

④参与药物代谢：与细胞色素 P450 结合，参与药物代谢，提高机体对环境应激适应能力等。

⑤参与细胞的正常生长：皮肤黏膜损伤后，细胞的再生需要维生素 B₂，因此，维生素 B₂ 具有维持皮肤黏膜完整性的作用。

(2)缺乏与过量。

①维生素 $B_2$ 缺乏:维生素 $B_2$ 缺乏很少单独出现,几乎总是伴有其他维生素的缺乏。体内缺乏维生素 $B_2$ 时,机体的生物氧化过程受到影响,正常的代谢发生障碍,可出现典型的维生素缺乏症状,首先表现为咽喉炎和口角炎,然后为舌炎、唇炎等,最后出现贫血和神经系统症状。怀孕期间,尤其是胎儿形成的关键期,如缺乏维生素 $B_2$,也会出现唇裂、白内障等先天畸形。儿童长期缺乏维生素 $B_2$ 可致发育迟缓、轻中度缺铁性贫血。

②维生素 $B_2$ 过量:由于维生素 $B_2$ 溶解度极低,在肠道内的吸收有限,因而一般无中毒或过量的问题。维生素 $B_2$ 在肾功能正常的状况下几乎不产生毒性。

(3)食物来源:维生素 $B_2$ 的良好来源是动物性食物,以肝、肾、心、蛋黄、乳类尤为丰富。植物性食物中则以绿叶蔬菜,如菠菜、韭菜、油菜及豆类含量较多,而粮谷类含量较低,尤其是研磨过于精细的粮谷类食物。

维生素 $B_2$ 在食品加工中容易损失,如蔬菜经炒煮后会损失 $10\%\sim40\%$ 的维生素 $B_2$,碾磨过的谷物可损失 $60\%$ 的维生素 $B_2$。

**3. 维生素 $B_6$**　维生素 $B_6$ 包括吡哆醇、吡哆醛和吡哆胺三种形式,且它们在体内可以相互转化。维生素 $B_6$ 在动物组织中多以吡哆醛和吡哆胺的形式存在,在植物组织中则以吡哆醇的形式存在。维生素 $B_6$ 被人体吸收后在血浆与红细胞中转运,被肝、脑、肾摄取,多余的部分经尿液排出体外。

(1)生理功能。

①以磷酸吡哆醛(PLP)形式参与许多酶系反应:PLP 是维生素 $B_6$ 的辅酶形式,参与氨基酸代谢中的转氨基作用,还可与维生素 C 协同作用,参与脂肪酸的代谢,预防脂肪肝,促进体内烟酸合成等。

②促进免疫功能:PLP 可通过参与一碳代谢而影响免疫功能。

③维持神经系统功能:许多需要 PLP 参与的酶促反应均使神经递质水平升高,包括 5-羟色胺、多巴胺、去甲肾上腺素等。

④降低慢性病发病风险的作用:维生素 $B_6$ 可降低血清中同型半胱氨酸含量,降低心血管疾病的发病风险。

(2)缺乏与过量。

①维生素 $B_6$ 缺乏:维生素 $B_6$ 缺乏的症状主要表现在皮肤和神经系统。皮肤表现为眼、鼻和口部的脂溢样皮肤损害,伴有舌炎和口腔炎;神经系统表现为周围神经炎,伴有关节肿胀和触痛。维生素 $B_6$ 缺乏还可导致体液和细胞介导的免疫功能受阻,迟发性过敏反应减弱,出现高同型半胱氨酸血症和高尿酸血症。

②维生素 $B_6$ 过量:肾功能正常时服用维生素 $B_6$ 几乎不产生毒性。长期大量应用维生素 $B_6$ 制剂可导致严重的周围神经炎,出现神经感觉异常,进行性步态不稳,手、足麻木,停药后症状可缓解。

(3)食物来源:维生素 $B_6$ 广泛存在于各种食物中,以白肉、动物肝脏、豆类、坚果类、酵母和蛋黄等食物中维生素 $B_6$ 含量较高,香蕉、卷心菜、菠菜等水果和蔬菜次之。

**4. 叶酸**　叶酸属 B 族维生素,在植物绿叶中含量丰富,因最初从菠菜叶中分离出来而得名。膳食中叶酸多以与多个谷氨酸结合的形式存在,此种形式不易被小肠吸收,必须在小肠黏膜细胞分泌的酶的作用下水解为单谷氨酸叶酸,才能被小肠吸收,总吸收率为 $70\%$。成人体内叶酸总量为 $5\sim6$ mg。

叶酸主要通过胆汁、粪便和尿液排出体外,少量可随汗液与唾液排出。由胆汁排至肠道中的叶酸可再被吸收,形成肝肠循环。

(1)生理功能:叶酸的生理功能是作为体内生化反应中一碳单位转移酶系辅酶,可参与嘌呤和胸腺嘧啶的合成,进一步合成 DNA 和 RNA。叶酸对蛋白质、核酸的合成及各种氨基酸的代谢有重要作用,对维持骨髓造血功能和神经系统的正常发育也有重要意义。

(2)缺乏与过量。

①叶酸缺乏:叶酸缺乏时,临床表现为巨幼红细胞贫血,典型症状为头晕、乏力、面色苍白、舌炎及胃肠功能紊乱。妊娠早期缺乏叶酸可引起胎儿先天性神经管畸形,主要表现为脊柱裂和无脑畸形

Note

等中枢神经系统发育异常;还易导致孕妇流产率增高、胎儿宫内发育迟缓、早产及新生儿低出生体重等。叶酸缺乏还可导致高同型半胱氨酸血症,从而引发动脉粥样硬化及心血管疾病。

②叶酸过量:肾功能正常者,长期大量服用叶酸很少发生中毒反应,偶尔可见过敏反应。个别患者长期大量服用叶酸可出现厌食、恶心等肠胃道症状。大量服用叶酸时,可出现黄色大便。口服叶酸可很快改善巨幼红细胞贫血,但不能阻止维生素 $B_{12}$ 缺乏所致的神经损害的进展,而且持续大量服用叶酸,可进一步降低血清中维生素 $B_{12}$ 的含量,反而使神经损害向不可逆转方向发展。

(3)食物来源:人体需要的叶酸主要来自食物,深色绿叶蔬菜、胡萝卜、动物肝脏、蛋黄、豆类、南瓜等食物富含叶酸;有些水果,如橘子、草莓等,也含有较多的叶酸;小白菜、油菜等蔬菜叶酸含量也较高。食物经长时间储存或烹调后叶酸损失较多。

**5. 维生素 $B_{12}$**　维生素 $B_{12}$ 又称钴胺素,为深红色结晶或结晶性粉末,无臭,无味,对光敏感,受日光照射会失去活性,且在酸性或碱性溶液中易分解,因此,在加工含维生素 $B_{12}$ 的食物时,不能加醋或碱。维生素 $B_{12}$ 必须与正常胃黏膜分泌的一种糖蛋白结合后才能被小肠吸收,然后由血液运送到全身各组织。人体内维生素 $B_{12}$ 的总量为 $2\sim4$ mg,其中约有 $60\%$ 储存于肝脏中,$30\%$ 储存于肌肉、皮肤和骨骼组织中,少量分布于肺、肾、脾。

(1)生理功能:维生素 $B_{12}$ 在体内以两种辅酶形式发挥生理作用,即甲基钴胺素和腺苷钴胺素。

①促进叶酸和蛋氨酸的合成和利用:甲基钴胺素参与体内甲基转移反应和叶酸代谢,是 $N$-甲基四氢叶酸甲基转移酶的辅酶,可促进蛋氨酸的再利用,有利于保护肝脏,防止脂肪肝的发生。

②有利于脂类的合成和利用:维生素 $B_{12}$ 作为甲基丙二酰辅酶 A 异构酶的辅酶,参与体内丙酸代谢,保证脂肪酸的合成和利用。

(2)缺乏与过量。

①维生素 $B_{12}$ 缺乏:维生素 $B_{12}$ 广泛存在于动物性食物中,加上人体对它的需要量甚少,故膳食维生素 $B_{12}$ 的缺乏较少见。维生素 $B_{12}$ 缺乏多因吸收不良或长期素食引起,主要表现为巨幼红细胞贫血、高同型半胱氨酸血症以及神经系统损害等。

②维生素 $B_{12}$ 过量:维生素 $B_{12}$ 的毒性目前未有报道。

(3)食物来源:天然来源的维生素 $B_{12}$ 是由微生物合成的,故肉类、鱼类、贝壳类、禽蛋类及乳制品等动物性食物中维生素 $B_{12}$ 的含量比较丰富。豆科植物含有少量的维生素 $B_{12}$,水果、蔬菜和粮谷类食物如果未受到微生物污染一般不含维生素 $B_{12}$。

**6. 维生素 C**　维生素 C 又称抗坏血酸(ascorbic acid),是具有抗坏血酸生物活性的化合物的统称。就人体而言,食物中的维生素 C 一般在小肠上段被吸收,摄入量越高,吸收率越低。维生素 C 通过扩散或者以钠依赖的主动转运形式由肠道吸收进入血液循环,吸收后的维生素 C 广泛分布于机体各组织,最后主要由尿液排出体外。

(1)生理功能。

①参与体内的羟化反应:维生素 C 对许多物质的羟化反应都有重要作用,而羟化反应又是体内许多重要化合物的合成或分解的必经步骤,例如胶原的生成、类固醇的合成与转变,以及许多有机药物或毒物的生物转化等,都需要经羟化作用才能完成。

②抗氧化作用:维生素 C 是高效抗氧化剂,可清除自由基,保护组织细胞免受氧化损伤;可还原超氧化物、羟基、次氯酸以及其他活性氧化剂,以免影响 DNA 的转录或损伤 DNA、蛋白质或膜结构;可作为还原剂保持氧化型谷胱甘肽和还原型谷胱甘肽之间的动态平衡;可将三价铁还原为二价铁,提高铁的利用率;使酶分子中的巯基保持还原状态,从而维持巯基酶的活性;可将叶酸还原成有生物活性的四氢叶酸,防止巨幼红细胞贫血等的发生。

③增强机体的免疫功能:维生素 C 不仅能促进抗体的合成,还能增强白细胞对流感病毒的反应性以及促进 $H_2O_2$ 在粒细胞中的杀菌作用等,以此增强机体的免疫功能。

(2)缺乏与过量。

①维生素 C 缺乏:膳食摄入减少或机体需要增加,又得不到及时补充时,可使体内维生素 C 含量

减少,引起维生素 C 缺乏,最终导致坏血病。该病起病缓慢,历时 4～7 个月,症状为全身乏力、食欲减退、齿龈肿胀,间或有感染发炎,婴幼儿会出现生长迟缓、烦躁和消化不良等症状,继而出现全身点状出血,甚至形成血肿或瘀斑。维生素 C 缺乏还可引起胶原蛋白合成障碍,骨有机质形成不良而导致骨质疏松。

②维生素 C 过量:维生素 C 毒性很低,但是一次口服 2～8 g 时可能会出现腹泻、腹胀。患有草酸钙结石的患者,摄入过量维生素 C 时可能增加尿中草酸盐的排泄,增加尿路结石的危险。儿童长期服用高剂量维生素 C 易患骨骼疾病。

(3)食物来源:膳食中的维生素 C 基本来源于植物,虽然很多动物能合成维生素 C 为本身所用,但其在动物组织中含量很少。维生素 C 主要存在于蔬菜和水果中,植物种子基本不含维生素 C,动物性食物除肝、肾、血液外含量甚微。蔬菜中的青红椒、番茄及各种深色叶菜类维生素 C 含量丰富;水果中的柑橘、柠檬、青枣、山楂、猕猴桃等维生素 C 含量较多,而苹果和梨含量较少。

## 六、水

水(water)是机体的主要成分,是重要的营养素。由于水相对容易获取,因此人们往往忽视了它的重要性。水是人体中含量最多的成分,不仅可以作为各种物质的溶媒,参与细胞代谢,还可以构成细胞赖以生存的外环境。

### (一)水在体内的分布

成人体内水分含量占体重的 50%～80%,分布于细胞、细胞外液和身体固态的支持组织中,在代谢活跃的肌肉和内脏细胞内水的含量较高,而在不很活跃的组织或稳定的支持组织中含量较低。人体内的含水量因年龄、性别、体型、职业等的不同而不同,一般来讲,随着年龄增加,体内含水量下降。新生儿及胎儿的含水量比成人高得多,约占体重的 80%,随着生长和成熟含水量逐渐减少;女性体内含水量约占体重的 50%,男性体内含水量约占体重的 60%。

### (二)水的生理功能

水是组成溶液的主要成分,对人体的正常物质代谢有重要作用。

**1. 溶媒作用** 营养物质的吸收、运输,代谢废物的排出都需要溶解在水中才能进行,水是体内一切生化反应的主要介质,促进各种生理活动和生化反应过程。

**2. 调节体温** 水的比热容高于其他物质,因而吸收的热量较多。人体代谢过程中产生的热量通过血液循环和体液交换,经体表皮肤或肺部呼吸来散发。同时,水具有很高的蒸发热,蒸发少量的水即可散发大量的热量,因此水在调节体温方面效率很高,对恒温动物的体温调节具有十分重要的作用。

**3. 润滑作用** 机体关节腔内、体腔内和各器官间隙都有一定量的水分,以减少关节和器官间的摩擦力,起润滑和保护相应组织器官的作用。

**4. 参与构成组织** 蛋白胶体中的水直接参与构成细胞与组织,这种结合水能使组织具有一定的形态、硬度和弹性。

### (三)缺乏与过量

**1. 水缺乏** 水摄入不足或丢失过多,可引起机体失水。机体重度缺水可使细胞外液电解质浓度增加,形成高渗溶液;细胞内水分外流,引起失水;可使血液变得黏稠;机体组织中的蛋白质和脂肪分解加强,氮和钠、钾离子排出量增加;因黏膜干燥而降低对传染病的抵抗力。

一般情况下,失水达体重的 2% 时,可感到口渴、食欲降低、消化功能减弱,出现少尿;失水达体重的 10% 以上时,可出现烦躁、眼球内陷、皮肤失去弹性、全身无力、体温升高、脉搏加快、血压下降;失水超过体重 20% 时,会引起死亡。

缺水比饥饿更难维持生命,饥饿时消耗体内绝大部分的脂肪和一半以上的蛋白质后仍可生存,但体内损失 10% 的水分就会导致严重的代谢紊乱。高温季节时的缺水后果比低温季节严重得多。

**2. 水过量** 人体对水的摄入量超过水的排出量时,可出现体内水过量或引起水中毒。这种情况多见于疾病(如肾、肝、心脏疾病),当严重失水且补水方法不当时也可发生。水的摄入和排出均受中枢神经系统控制,水排出经肾脏、皮肤及肠道等多种途径调节,正常人一般不会出现水中毒。

**(四)来源和需要量**

水的需要量受年龄、运动量、环境温度、膳食情况、疾病和损伤等多方面的影响。人体所需的水主要来源于三个方面:饮用水及各种饮料、食物中的水分和体内的代谢水。一般情况下,人体每日的需水量为 1500～1700 mL,但随着年龄增长,水的相对需要量会有所下降。

# 第二节　人体能量

## 【情景导入】

正所谓"人是铁饭是钢,一顿不吃饿得慌"。人体就像是一台机器,其"发动运转"都需要能量,而能量的来源就是我们日常所吃的各种食物,为了维持生命活动,人体的所有器官都在不断地运转当中,所以也需要源源不断的能量供给。

你了解人体的能量吗? 带着这个问题,我们一起走进人体能量的世界。

能量是一切生物维持生命活动的基础。人体所需要的能量主要来自三大产能营养素,即碳水化合物、脂类和蛋白质。产能营养素经消化转变成人体可吸收的小分子物质,在细胞内经合成代谢构成机体组成成分或更新衰老的组织,同时为机体提供能量。能量平衡受外界环境和人体内环境的双重影响,一旦能量失衡将会引起一系列的健康问题。

### 一、能量来源及单位

**(一)能量来源**

人体内主要的产能营养素为碳水化合物、脂类和蛋白质。

**1. 碳水化合物**　碳水化合物是机体的重要能量来源,食物中的碳水化合物经消化产生葡萄糖等物质被吸收后,有一部分以糖原的形式储存在肝脏和肌肉中,作为储备能源。其中肌糖原用来满足骨骼肌在紧急情况下的需要,而肝糖原则主要用于维持血糖水平的相对稳定。脑组织能量消耗大,其细胞储存的糖原又极少,因此极度依赖血糖,血糖水平过低可引起昏迷,甚至死亡。

**2. 脂类**　机体内的脂类分为组织脂质和储存脂质两部分。组织脂质主要包括胆固醇、磷脂等,是组织、细胞的组成成分,不提供能量,在人体饥饿时不会减少。储存脂质主要是脂肪,也称甘油三酯和中性脂肪,是重要的能源物质,也是体内能源的主要储存形式,但它不能在机体缺氧条件下供给能量。膳食中脂肪提供的能量一般占总能量的 20%～30%。

**3. 蛋白质**　人体在一般情况下主要是利用碳水化合物和脂肪氧化供能,但在某些特殊情况下,人体所需能源物质供能不足时,将依靠组织蛋白质分解产生氨基酸来获得能量,以维持必要的生理功能。膳食中蛋白质提供的能量一般占总能量的 10%～15%。

**(二)能量单位**

国际通用的能量单位是焦耳(J)、千焦耳(kJ)或兆焦耳(MJ)。在生理学方面有关能量代谢的研究中,惯用的能量单位是卡(cal)或千卡(kcal),1 kcal 是指 1 个标准大气压下,1 kg 纯水温度上升 1 ℃所需的热量。卡和焦耳之间的换算关系:1 cal＝4.185 J 或 1 J＝0.239 cal。

**(三)能量系数**

每克产能营养素在体内进行氧化分解时所产生的能量值称为能量系数。1 g 碳水化合物、脂类和蛋白质在体内氧化实际产生能量分别为 16.81 kJ(4.02 kcal)、37.56 kJ(8.98 kcal)、16.74 kJ(4.0 kcal)。

## 二、能量转化及储存

### (一)能量转化

人体唯一能利用的能量是食物中的能源物质所蕴藏的化学能。这些能源物质分子结构中的碳氢键蕴藏着化学能,在氧化过程中碳氢键断裂,生成 $CO_2$ 和 $H_2O$,同时释放出所蕴藏的化学能。这些能量50%以上迅速转化为热能,用于维持体温,并向体外散发;其余的能量则以高能磷酸键的形式(主要为三磷酸腺苷(ATP))储存于体内,供机体利用。

### (二)能量储存

碳水化合物、脂类和蛋白质被消化、吸收后即储存在体内,成为机体活动的能量来源。摄入体内的碳水化合物,小部分以糖原形式储存在肝脏和肌肉中。如果饥饿超过 48 h,体内不再有储存的糖原,此时需要通过糖异生途径来合成糖原。机体储存的脂类主要来自食物中的脂肪和碳水化合物,此外也可来自蛋白质的转化,但数量有限。

## 三、能量消耗

### (一)基础代谢

**1. 基础代谢与基础代谢率** 基础代谢(basal metabolism,BM)是维持机体基本生命活动所需的最低能量消耗,即人体在清醒、平卧、空腹、安静、室温适宜时维持呼吸、心跳、体温、血液循环、腺体分泌及其他组织器官和细胞的基本生理功能的需要。基础代谢的水平用基础代谢率(basal metabolic rate,BMR)表示,指每小时每千克体重(或每平方米体表面积)的能量消耗。中国人正常基础代谢率平均值见表 2-7。

表 2-7 中国人正常基础代谢率平均值

| 项 目 | 数 值 | | | | | | |
|---|---|---|---|---|---|---|---|
| 年龄/岁 | 11~15 | 16~17 | 18~19 | 20~30 | 31~40 | 41~50 | 51以上 |
| 男/(kcal/($m^2$·h)) | 46.7 | 46.2 | 39.7 | 37.9 | 37.7 | 36.8 | 35.6 |
| 女/(kcal/($m^2$·h)) | 41.2 | 43.4 | 36.8 | 35.1 | 35.0 | 34.0 | 33.1 |

**2. 基础代谢率的影响因素**

(1)体表面积:基础代谢率与体表面积成正比,体表面积越大,向外环境散热越多,基础代谢率也就越高。同等体重情况下,体型瘦高者基础代谢率通常高于体型矮胖者。

(2)年龄:个体间虽有差异,但通常情况下,婴幼儿阶段的基础代谢最为活跃,青春期是代谢的第二个高峰阶段,成年以后基础代谢率随年龄的增长而缓慢降低。

(3)性别:在年龄和体表面积相同的情况下,女性基础代谢率低于男性。此外,生育年龄的女性在排卵期前后,因基础体温的波动而对基础代谢率有一定影响。

(4)激素:激素对细胞的代谢有较大影响。其中,甲状腺素可使细胞氧化过程加快。肾上腺素对基础代谢率也有影响,但其作用力不及甲状腺素。垂体激素能调节其他腺体的活动,其中包括对甲状腺的影响,因而也间接影响基础代谢率。

(5)季节:基础代谢率在不同季节存在一定差别,一般在冬季人体的基础代谢率高于夏季。

(6)劳动强度:劳动能提高基础代谢率,故劳动强度高者的基础代谢率高于劳动强度低者。

此外,个体的营养状况和某些疾病也会影响基础代谢率。

### (二)体力活动的能量消耗

生理情况相近的人,基础代谢消耗的能量是相近的,而体力活动情况却相差很大,因此体力活动的能量消耗在所有消耗中变动最大。影响体力活动能量消耗的因素如下。

(1)肌肉越发达者,活动时消耗能量越多。

(2)体重越重者,做相同的运动消耗的能量也越多。

(3)劳动强度越大,持续时间越长,消耗能量越多。

（4）与工作的熟练程度有关，工作越不熟练者，消耗能量越多。

其中，劳动强度是体力活动能量消耗的主要影响因素。WHO将职业劳动强度分为轻、中、重三个等级：轻度，75％时间坐或站立，25％时间站着活动。中度，25％时间坐或站立，75％时间从事特殊职业活动。重度，40％时间坐或站立，60％时间从事特殊职业活动。通常各种体力活动所消耗的能量占人体总能量消耗的15％～30％。

### （三）生长发育对能量的需求

生长发育过程中的儿童，其一天的能量消耗还应包括生长发育所需要的能量。每增加1 g体内新组织约需4.78 kcal能量。按千克体重计算，新生儿比成人多消耗2～4倍的能量，在幼儿及儿童阶段，因为机体仍在发育过程中，也会有类似的情况。

成年女性在孕期和哺乳期也会有额外的能量消耗。孕期额外能量消耗的增加主要包括胎儿生长发育和孕妇子宫、乳房与胎盘的发育及母体脂肪的储存以及这些组织的自身代谢等，因此孕妇消耗的能量比其他正常成人多。另外，哺乳期妇女产生乳汁、创伤患者康复也需要更多的能量。

### （四）影响能量消耗的其他因素

除前述影响基础代谢率的几种因素对机体能量消耗有影响之外，还有如下几种不容忽略的因素。

**1. 情绪和精神状态**　人在安静地思考问题时，能量代谢率变化不大，产热量增加一般不超过4％，但在精神处于紧张状态时，能量代谢率显著提高。一方面，由于精神紧张，骨骼肌紧张性增强，这时尽管没有明显的肌肉活动，产热量也会提高很多；另一方面，由于精神紧张，特别是情绪激动，将引起肾上腺素、肾上腺皮质激素、甲状腺素等激素分泌增加，使机体代谢加速，产热量也就明显增加。

**2. 环境与机体的热调节**　在外界温度低而保温不足时，机体需要额外氧化营养素来补充能量，如通过寒战产热，可使基础代谢率升高10％～15％。高温条件下（30～40 ℃），基础代谢率升高，能量的需要增加。体温从37 ℃升高至39 ℃时，机体的基础代谢率大约提高28％。

## 四、人体每日能量需要量及供给

人体能量代谢的最佳状态是能量消耗与能量摄入达到平衡。能量代谢失衡，即能量缺乏或过剩都对身体健康不利。若每日摄入的能量不足，机体会运用自身储备的能量，甚至分解消耗自身的组织以满足生命活动的能量需要，如果儿童长期处于饥饿状态，会引起生长发育停滞，而成人则表现为消瘦和工作能力下降等。相反，若能量摄入过剩，则会以脂肪形式在体内蓄积，导致肥胖和机体不必要的负担，并可引发相关的并发症，如心血管疾病、糖尿病等。

因此，维持机体能量摄入与消耗的动态平衡是保证健康的基础，确定人群或个体的能量需要量，对于指导人们合理膳食，提高生活质量是非常重要的。

### （一）能量需要量

能量需要量（energy requirement）是指能长期保持良好的健康状态，具有良好的体型、机体构成和活动水平的个体达到能量平衡，并能胜任必要的经济和社会活动所需要的能量摄入量。在儿童、孕妇和哺乳期妇女中，能量摄入量还应包括满足组织生长和分泌乳汁的能量储备的需要。

在正常情况下，人体的总能量消耗量是估算能量需要量的基础和依据，故应从实际测量或合理估计的能量消耗量来确定能量需要量。人体能量需要量受年龄、性别、生理状态和劳动强度等因素的影响而有所不同。

### （二）能量需要量的确定

人体能量需要量的推算有以下几种方法。

**1. 联合国粮农组织（FAO）按下列公式粗略计算人体每日能量需要量**

男性：每日能量需要量（kJ）＝体重（kg）×192。

女性：每日能量需要量（kJ）＝体重（kg）×167。

并按劳动强度不同分别用不同的系数进行调整，轻体力劳动、积极活动和剧烈活动的调整系数分别为 0.9、1.17 和 1.34。

**2. 根据膳食摄入量与体重变化推算能量需要量**　在正常情况下,人体的能量需要量与其食欲相适应,当正常食欲得到满足时,其能量需要一般也可得到满足,此间体重保持相对稳定。如果能准确计算一定时期(大于或等于 15 天)摄入的能量,并观察体重的变化,当体重保持不变时,就表示摄入的能量与消耗的能量相等;如果体重减轻,则表示能量摄入不足,反之,则表示摄入过剩。

(三)能量供给

人体所需能量主要由碳水化合物、脂类和蛋白质三大营养素提供。这三类营养素普遍存在于各种食物中。我国居民的膳食以植物性食物为主,谷类、薯类居第一位,蔬菜和水果居第二位,鱼、禽、肉、蛋等动物性食物位于第三位,乳类及乳制品、大豆和坚果类食物居第四位,最后是油和盐。三餐的能量分配要合理,一般以早、中、晚餐的能量分别占一天总能量的 30%、40%、30% 为宜。早餐有食欲者,早餐比例还可适当增高。不同年龄段的人群能量供给可以参考中国营养学会制定的中国居民膳食营养素参考摄入量。

**【课程思政板块】**

蛋白质、脂类、碳水化合物、矿物质、维生素等营养素的摄入都是为了保证身体的健康。热爱生命,珍惜健康一直是人类永恒的主题。罗曼·罗兰说:"世界上只有一种英雄主义,那就是了解生命和热爱生命的人。"其实生命,不仅仅是你我呱呱坠地的那一声啼哭,还是母亲十月怀胎的辛苦;生命,不仅仅是你我拥有的一笔财富,还是我们成长过程中所有人心血的灌注。所以,生命里蕴涵了太多的感动,便早已注定了它无上的价值。

生命以它独有的美,浸润了生活的点点滴滴;美丽的生命,源于一份对生活的热爱。生命行走在你我的掌心,请细心看护;生命承载太多的美丽,请认真对待。或许,昨日的成败已成过往,明日的幻想不切实际,生命就在今日,看见今日,珍爱生命,一切才会存在。

小组活动:每位同学上网搜索一个关于珍爱生命的故事,并分享给其他同学。

**同 步 练 习**

扫码看答案

**一、单项选择题**

1. 1 g 蛋白质在体内产生(　　) kcal 的能量。

A. 3　　　　　　B. 4　　　　　　C. 5　　　　　　D. 6

2. 脂肪的消化主要在(　　)进行。

A. 食管　　　　B. 胃　　　　　C. 小肠　　　　D. 大肠

3. (　　)是人类最基本的能量来源和最重要的物质基础。

A. 蛋白质　　　B. 脂肪　　　　C. 碳水化合物　　D. 维生素

4. (　　)的缺乏容易导致人体罹患骨质疏松症。

A. 钙　　　　　B. 铁　　　　　C. 锌　　　　　D. 硒

5. (　　)能促进小肠钙吸收。

A. 维生素 A　　B. 维生素 $B_2$　　C. 维生素 $B_6$　　D. 维生素 D

**二、多项选择题**

1. 维生素 C 的生理功能有(　　)。

A. 参与体内的羟化反应

B. 抗氧化作用

C. 增强机体的免疫功能

D. 维持神经系统功能

E. 参与药物代谢

Note

2.人体内主要的产能营养素有（　　　）。

A.维生素　　　　B.碳水化合物　　　C.蛋白质　　　　D.脂类　　　　　E.矿物质

### 三、判断题

1.评价蛋白质的营养价值，主要从"量"和"质"两个层面进行。（　　　）

2.一般情况下，失水达体重的 5% 时，可感到口渴、食欲降低、消化功能减弱，出现少尿。（　　　）

3.劳动强度越大，持续时间越长，能量消耗越多。（　　　）

# 膳食结构与食物营养价值管理

## 第一节　膳食结构与膳食指南

【情景导入】

38 岁的李先生身高 1.7 m,体重 90 kg,在今年的体检中发现血糖升高、血压升高、胆固醇和甘油三酯偏高、尿酸偏高,真正成为"三高"人群。李先生平时偏爱大鱼大肉,不爱吃蔬菜,每顿都要吃两大碗米饭。医生告诉他,要好好管理自己的饮食,这些疾病后续的发展进程如何,饮食调节是关键环节之一。

试述如何根据李先生的身体情况,帮助他调整膳食结构。

膳食结构是指膳食中各类食物的数量及其在膳食中所占的比重。它与国家的食物生产加工、人群经济收入、饮食习惯和身体素质有关。膳食结构反映了人群营养水平,是衡量生活水平和经济发达程度的指标之一。

### 一、常见的膳食结构类型

依据膳食中动物性食物和植物性食物所占的比重,可将世界不同地区的膳食结构分为以下四种类型。

(一)动植物性食物平衡的膳食结构

膳食中动物性食物和植物性食物所占比例适当。以日本为例,其膳食结构特点是谷类的平均消费量为每日 300~400 g,动物性食物的平均消费量为每日 100~150 g,其中海产品占 50%,乳类和乳制品为 100 g 左右,蛋类为 40 g 左右,豆类为 60 g。平均每日能量摄入为 2000 kcal 左右,蛋白质为70~80 g,动物性蛋白质占总蛋白质的 50% 左右,脂肪为 50~60 g。该膳食结构少油、少盐、多海产品,蛋白质、脂肪和碳水化合物的供能比合理,营养平衡,有利于预防营养缺乏病和营养过剩病,已成为世界各国调整膳食结构的参考。

(二)以植物性食物为主的膳食结构

该类膳食结构又称东方膳食模式,以植物性食物为主,动物性食物为辅。大多数发展中国家如中国、印度、巴基斯坦等均属此类型。其膳食特点是年人均谷物消费量约为 200 kg,年人均动物性食物消费量为 10~20 kg,每日能量摄入基本能够满足机体需要,其中碳水化合物供能比达 90%。该膳食结构膳食纤维摄入量高,来自动物性食物的营养素如铁、钙、维生素 A 摄入量常会出现不足,容易出现营养缺乏病,以致健康状况不良,劳动能力降低,但血脂异常和冠心病等疾病的发病率低。

(三)以动物性食物为主的膳食结构

该类膳食结构也称经济发达国家膳食模式,是多数欧美发达国家如美国、德国、瑞典等的典型膳食结构,属于营养过剩型膳食结构。其膳食构成以动物性食物为主。食物摄入特点是粮谷类食物消费量小,人均每日 150～200 g,动物性食物及糖类的消费量大,肉类为 300 g 左右,食糖高达 100 g,蔬菜、水果摄入量少。人均每日摄入能量为 3300～3500 kcal,蛋白质 100 g 以上,脂肪 130～150 g,属高能量、高脂肪、高蛋白质、低膳食纤维的膳食模式。该膳食结构容易造成肥胖、高血压、冠心病、糖尿病等营养过剩型慢性病发病率上升。

### (四)地中海膳食结构

该膳食结构以居住在地中海地区如意大利、希腊的居民为代表。该膳食结构的主要特点为富含植物性食物,包括每日 350 g 左右谷类以及蔬菜、水果、豆类、坚果等;动物性食物比例恰当,每日食用适量的鱼类、禽类、蛋类、奶酪和酸奶,每月食用猪肉、牛肉和羊肉及其产品的次数不多;食用油以橄榄油为主,饱和脂肪酸所占比例较低;大部分成人有饮用葡萄酒的习惯。一系列调查研究表明,在地中海沿岸国家居民中,冠心病、脑血管疾病和肿瘤的发病率低,这引起了西方国家的注意,认为它可能是延缓衰老、促进长寿的理想膳食模式,并纷纷参照这种膳食模式改进自己国家的膳食结构。

## 二、中国居民膳食结构状况

中国属于以植物性食物为主的膳食结构,以植物性食物为主、高膳食纤维、低脂肪饮食是我国传统膳食模式的特点。但随着社会经济的发展以及人口老龄化、城镇化的进程加快,我国居民的膳食结构发生了重要变化,主要表现为粮谷类在膳食中的占比逐年下降,动物性食物占比成倍增加。

中国营养学会于 2020—2021 年组织全国近 80 位专家和青年学者开展了《中国居民膳食指南科学研究报告(2021)》(简称《研究报告》)的编写工作,《研究报告》内容如下。

### (一)中国居民膳食与营养健康现状

**1. 居民体格发育与营养不足状况持续改善**　儿童青少年生长发育水平持续改善,6～17 岁男孩和女孩各年龄组身高均有增加,农村儿童生长迟缓问题已得到根本改善;6 岁以下儿童生长迟缓率、低体重率均已实现 2020 年国家规划目标;无论是儿童还是成人,营养不足发生率明显降低。

**2. 食物供应充足,膳食质量不断提高**　食物种类更加丰富,膳食能量和宏量营养素摄入充足,膳食质量显著提高。膳食结构仍保持以植物性食物为主,谷类食物仍是能量的主要食物来源,优质蛋白质摄入量增加。

**3. 动物性食物总体呈平稳状态,平均达到膳食指南推荐消费量**　动物性食物人均摄入量为每日 130 g,达到膳食指南推荐的 120～200 g 水平,农村居民动物性食物摄入量明显增加,优质蛋白质比例增加,城乡差距缩小。

**4. 蔬菜摄入品种更加丰富,摄入总量稳定**　蔬菜摄入量稳定在人均每日 270 g 左右;在国际上处于较高水平。蔬菜以浅色蔬菜为主,占蔬菜总量的 70%,深色蔬菜比例未达到推荐摄入量水平。

**5. 家庭烹调用盐持续下降**　家庭烹调用盐摄入量为 9.3 g,呈现逐年下降的趋势。全民健康生活方式行动"三减三健"成效显现。与 1992 年相比,人均烹调用盐摄入量下降了 4.6 g,每 10 年平均下降 2 g。

**6. 微量营养素缺乏状况明显改善**　居民贫血问题持续改善,儿童青少年、成人、孕妇贫血率均显著下降,维生素 A 缺乏率也明显改善。

### (二)中国居民膳食与营养健康问题

**1. 膳食结构不断变化,不合理问题更加突出**　居民膳食能量来源于碳水化合物的比例下降,约有 16.8% 的成人碳水化合物供能比低于 40%。脂肪供能比已超过推荐摄入量水平。城市居民脂肪供能比基本稳定在 35%～36%,农村居民仍在快速增长,逐步接近城市居民水平。谷类食物摄入量减少的同时,动物性食物摄入量增加,动物性食物以含脂肪较高的畜肉摄入量明显增加,禽肉变化不大。

**2. 全谷物、深色蔬菜、水果、乳类和大豆类摄入不足**　全谷物及杂粮摄入不足,仅 20% 左右的成人能达到日均 50 g 以上;深色蔬菜比例低,为蔬菜总量的 30%,未达到膳食指南推荐的 50% 的水平;水果摄入量一直处于较低水平;乳类及其制品消费率低,儿童青少年消费率高于成人,各人群消费量均低于推荐摄入量水平;各人群膳食钙摄入不足比例均较高;大豆类消费率低,约40%的成人不经常吃大豆类制品。

**3.烹调用盐和油的摄入量持高,含糖饮料消费逐年上升**　烹调用油的摄入量较高,特别是农村居民增长幅度较大;烹调用盐平均摄入量虽有所下降,但仍处于较高水平。城市人群游离糖摄入有42.1%来自含糖饮料和乳饮料。儿童青少年含糖饮料和乳饮料消费率在30%和25%以上。城市人群糖供能比超过5%和10%的人群比例分别为11%和1.9%。

**4.超重肥胖及营养相关慢性病问题日趋严重**　能量失衡导致人群超重肥胖率持续上升,肥胖率上升速度大于超重率的增长,特别是农村人群,超重肥胖率增幅超过城市;糖尿病、高血压、心脑血管疾病等慢性病呈上升态势。

**5.不健康生活方式普遍存在,对健康的影响日趋严重**　职业劳动强度下降是造成身体活动总量下降的主要原因。成人缺乏规律自主运动,静坐时间增加,平均每日闲暇屏幕时间为3 h左右。在能量摄入基本稳定的情况下,身体活动量下降是造成人群超重肥胖率持续增高的主要危险因素;在外就餐成为普遍饮食行为,不规律进食三餐的人群占比增加,三餐之外的零食消费率呈大幅增长趋势;外卖点餐行为在年轻人中较为普遍,对长期以外卖为主的人群,存在油盐过度消费以及膳食结构不合理的问题。

**6.重点人群营养问题仍需要关注**　6月龄内婴儿纯母乳喂养率不足30%,6~23月龄婴幼儿辅食喂养存在种类单一、频次不足的问题。孕妇贫血率虽有明显改善,但仍达到13.6%,另一方面孕期增重过高也是孕期女性需要关注的主要问题。75岁及以上老年人低体重率为10.1%,贫血率高达17.7%,农村、高龄老年人的营养不足率更为严重。

**7.食物浪费严重**　食物浪费问题普遍存在,餐桌浪费严重,每年为1700万~1800万t,不良的饮食习惯和食育的缺失是造成食物浪费的主要原因。

### 三、中国居民膳食指南

(一)中国居民膳食指南的沿革

**1.第一版:《我国的膳食指南》(1989年发布)**　1989年10月中国营养学会常务理事会制定并发布了《我国的膳食指南》。膳食指南共八条,即食物要多样,饥饱要适当,油脂要适量,粗细要搭配,食盐要限量,甜食要少吃,饮酒要节制,三餐要合理。

**2.第二版:《中国居民膳食指南》(1997年发布)**　1997年4月发布的《中国居民膳食指南》针对我国居民的营养需要及膳食中存在的主要缺陷,借鉴国外先进经验,对第一版的膳食指南进行了修改,制定了《中国居民膳食指南》及其说明。与第一版膳食指南相比,新指南强调"常吃奶类、豆类或其制品",以弥补我国居民膳食钙摄入严重不足的缺陷;提倡居民重视食品卫生,增强自我保护意识,并根据特定人群的特点需要,制定出不同人群的膳食指南要点。

**3.第三版:《中国居民膳食指南(2007)》**　《中国居民膳食指南(2007)》由一般人群膳食指南、特定人群膳食指南和中国居民平衡膳食宝塔三部分组成。一般人群膳食指南共有10条推荐条目,适合于6岁以上的正常人群。和1997年膳食指南的条目比较,新指南增加了每日足量饮水,合理选择饮料,强调了加强身体活动、减少烹饪用油和合理选择零食等内容。

**4.第四版:《中国居民膳食指南(2016)》**　《中国居民膳食指南(2016)》是2016年5月13日发布的,该指南由一般人群膳食指南、特定人群膳食指南和中国居民平衡膳食实践三部分组成。同时推出了中国居民膳食宝塔(2016)、中国居民平衡膳食餐盘(2016)和儿童平衡膳食算盘三个可视化图形,指导大众在日常生活中进行具体实践。为方便居民应用,这次还特别推出了《中国居民膳食指南(2016)》(科普版),帮助居民做出有益健康的饮食选择和行为改变。

**5.第五版:《中国居民膳食指南(2022)》**　2022年4月26日,中国营养学会发布《中国居民膳食指南(2022)》。由2岁以上大众膳食指南、特定人群膳食指南、平衡膳食模式和膳食指南编写说明三部分组成,包含2岁以上大众膳食指南以及9个特定人群指南。这9类人群分别是备孕和孕期妇女、哺乳期妇女、0～6月龄婴儿、7～24月龄婴幼儿、学龄前儿童、学龄儿童、一般老年人、高龄老年人、素食人群。

**（二）中国居民合理膳食建议**

《中国居民膳食指南（2022）》提出了平衡膳食八条准则，具体内容如下。

**1. 食物多样，合理搭配** 坚持谷类为主的平衡膳食模式。每日的膳食应包括谷薯类、蔬菜水果、畜禽鱼蛋奶和豆类食物。平均每日摄入12种以上食物，每周25种以上，合理搭配。每日摄入谷类食物200～300 g，其中包含全谷物和杂豆类50～150 g，薯类50～100 g。

**2. 吃动平衡，健康体重** 各年龄段人群都应天天进行身体活动，保持健康体重。食不过量，保持能量平衡。坚持日常身体活动，每周至少进行5日中等强度身体活动，累计150 min以上，主动进行身体活动，最好每日6000步。鼓励适当进行高强度有氧运动，加强抗阻运动，每周2～3日。减少久坐时间，每小时起来动一动。

**3. 多吃蔬果、乳类、全谷、大豆** 蔬菜水果、全谷物和乳制品是平衡膳食的重要组成部分。餐餐有蔬菜，保证每日摄入不少于300 g的新鲜蔬菜，深色蔬菜应占1/2。天天吃水果，保证每日摄入200～350 g的新鲜水果，果汁不能代替鲜果。吃各种各样的乳制品，摄入量相当于每日300 mL以上液态奶。经常吃全谷物、大豆制品，适量吃坚果。

**4. 适量吃鱼、禽、蛋类、瘦肉** 鱼、禽、蛋类和瘦肉摄入要适量，平均每日120～200 g。每周最好吃鱼2次或300～500 g，蛋类300～350 g，畜禽肉300～500 g。少吃深加工肉制品。鸡蛋营养丰富，吃鸡蛋不弃蛋黄。优先选择鱼，少吃肥肉、烟熏和腌制肉制品。

**5. 少盐少油，控糖限酒** 培养清淡饮食习惯，少吃高盐和油炸食品。成人每日摄入食盐不超过5 g，烹调油25～30 g。控制添加糖的摄入量，每日不超过50 g，最好控制在25 g以下。反式脂肪酸的每日摄入量不超过2 g。不喝或少喝含糖饮料。儿童青少年、孕妇、哺乳期妇女以及慢性病患者不应饮酒。成人如饮酒，一天饮用的酒精量不超过15 g。

**6. 规律进餐，足量饮水** 合理安排一日三餐，定时定量，不漏餐，每日吃早餐。规律进餐、饮食适度，不暴饮暴食、不偏食挑食、不过度节食。足量饮水，少量多次。在温和气候条件下，低身体活动水平成年男性每日喝水1700 mL，成年女性每日喝水1500 mL。推荐喝白水或茶水，少喝或不喝含糖饮料，不用饮料代替白水。

**7. 会烹会选，会看标签** 在生命的各个阶段都应做好健康膳食规划。认识食物，选择新鲜的、营养素密度高的食物。学会阅读食品标签，合理选择预包装食品。学习烹饪、传承传统饮食，享受食物天然美味。在外就餐，不忘适量与平衡。

**8. 公筷分餐，杜绝浪费** 选择新鲜卫生的食物，不食用野生动物。食物制备生熟分开，熟食二次加热要热透。讲究卫生，从分餐公筷做起。珍惜食物，按需备餐，提倡分餐不浪费。做可持续食物系统发展的践行者。

# 第二节　常用食物营养价值

**【情景导入】**

王女士，52岁，家中从祖辈就一直经营着餐饮生意，一家人都颇有做生意的头脑。近年来，王女士家的连锁店越开越多，每年的净利润越来越高。随着生活条件的改善，王女士的体重也呈直线上升。早年体检时，王女士就查出血脂、胆固醇偏高，医生建议其控制饮食，减少油脂摄入，适当增加体育锻炼，将体重控制在正常范围内，但王女士并没有放在心上，认为并没有那么严重，因此依然每日大鱼大肉，毫无节制。直到今年体检时王女士被确诊为脂肪肝，医生明确告诉她如果再不改善饮食结构和生活方式，长此以往，发生肝癌的概率会大大上升，王女士这才意识到事情的严重性，开始关注自己每日吃的食物对身体是否健康,努力学习营养知识。

怎样根据王女士的身体情况,帮助她认识食物营养价值,养成健康饮食习惯?

食物按其来源和性质的不同,可分为三类:第一类,植物性食物,如粮谷类、豆类、硬果类、薯类、蔬菜水果类等;第二类,动物性食物,如畜禽肉类、奶类、蛋类、水产品类等;第三类,各类食品的制品,以动物性、植物性天然食物为原料,经过加工制作的食品,如糖、油、酒、糕点、罐头等。

## 一、植物性食物的营养价值

(一)谷类的营养价值

**1. 谷类的结构和营养素分布**　谷类虽然有多种,但其结构基本相似,其最外层是谷壳,主要起到保护谷粒的作用。谷粒由谷皮、糊粉层、胚乳和胚芽四个部分组成。

(1)谷皮:谷皮为谷粒的最外层,主要由纤维素、半纤维素等组成。含有一定量的蛋白质、脂肪、维生素以及较多的矿物质。

(2)糊粉层:糊粉层在谷皮与胚乳之间,含有较多的磷、丰富的B族维生素及矿物质,可随加工流失到糠麸中。

(3)胚乳:胚乳是谷类的主要部分,含淀粉(约74%)、蛋白质(10%)及很少量的脂肪、矿物质、维生素和纤维素等。

(4)胚芽:胚芽在谷粒的一端,富含脂肪、蛋白质、矿物质、B族维生素和维生素E。其质地较软而有韧性,加工时易与胚乳分离而损失。

**2. 谷类的营养特点**

(1)碳水化合物:谷类中碳水化合物含量丰富,一般在70%左右,主要为淀粉,集中在胚乳的淀粉细胞内,是人类最理想和最经济的能量来源。中国居民膳食生活中50%~70%的能量来自谷类的碳水化合物。谷类中淀粉的特点是能被人体以缓慢、稳定的速率消化吸收与分解,最终产生供人体利用的葡萄糖,而且其能量的释放缓慢,不会使血糖突然升高。

(2)蛋白质:谷类中蛋白质含量较低,一般在7.5%~15%,主要由谷蛋白、醇溶蛋白、球蛋白组成。一般谷类蛋白质的必需氨基酸组成不平衡,如赖氨酸含量少,苏氨酸、色氨酸、苯丙氨酸、蛋氨酸含量偏低。谷类蛋白质经消化吸收后,进入人体可以储留和利用的部分低,因此谷类蛋白质的生物学价值低。谷类中蛋白质含量虽不高,但在食物总量中谷类所占的比例较高,因此谷类是膳食中蛋白质的重要来源。如果每人每日食用300~500 g粮谷类,就可以得到35~50 g蛋白质,这个数字相当于一个正常成人一天需要量的一半或以上。

## 【拓展阅读】

### 如何提高谷类食物中蛋白质的营养价值?

目前提高谷类食物中蛋白质的营养价值的方法主要有两种:第一,在食品工业上常采用氨基酸强化的方法,如以赖氨酸强化面粉,生产面条、面包等以解决赖氨酸少的问题;第二,采用蛋白质互补的方法提高其营养价值,即将两种或两种以上的食物共食,使各食物的必需氨基酸得到相互补充,如小麦中缺乏赖氨酸,但大豆中赖氨酸的含量特别高,只要把小麦和大豆制品合在一起吃,就可解决小麦中赖氨酸不足的问题,使小麦中的蛋白质充分发挥其生物学作用,既经济又有效。

(3)脂肪:谷类的脂肪含量普遍低,如大米、小麦为1%~2%,玉米和小米可达4%,主要集中在糊粉层和胚芽,因此在谷类加工时易损失或转入副产品中。在食品加工业中常将其副产品用来提取与人类健康有关的油脂,如从米糠中提取米糠油、谷维素和谷固醇,从小麦胚芽和玉米中提取胚芽油。这些油脂中不饱和脂肪酸含量达80%,其中亚油酸约占60%,在保健食品的开发中常以这类油脂作为功能油脂以替代膳食中富含饱和脂肪酸的动物油脂,可明显降低血清胆固醇,有防止动脉粥样硬化的作用。

(4)矿物质:谷类食物均含有一定数量的矿物质,占1.5%~3%。大米在烹调之前经过淘洗,会损失 70％的矿物质。大米蛋白质的含量较低,钙与磷的比值小,并且不含维生素 D 等能帮助人体吸收钙的营养素,所以钙在人体中的吸收利用率较低。小麦中铁和钙的含量略高于大米,而且小麦粉在加工成食物的过程中,不必像大米那样经过淘洗,加热的时间也较短。

一般谷类中都含有植酸,它能和铁、钙、锌等人体必需的矿物质元素结合,生成人体无法吸收的植酸盐,所以人体对谷类中矿物质的吸收利用率很低。但由于小麦粉常是经发酵后蒸制成馒头或烤制成面包供人食用的,因此小麦粉中的植酸在发酵过程中,大部分被水解而消除。又由于小麦粉蛋白质含量丰富,消化时水解为氨基酸,能与钙等矿物质形成人体易于吸收的可溶性盐类,有利于人体的吸收利用。据测定,小麦粉中铁的吸收率是玉米的 2 倍、大米的 5 倍。

(5)维生素:谷类是 B 族维生素的主要来源。谷类中维生素 $B_1$(硫胺素)、维生素 $B_2$(核黄素)、烟酸(维生素 PP)、维生素 $B_6$ 等含量较多,主要分布在糊粉层和胚部。大米在烹调之前的淘洗,会损失 29％～60％的维生素 $B_1$、23％～25％的维生素 $B_2$,米越精白、淘洗次数越多、水温越高、浸泡时间越长,维生素的损失就越严重。因此在我国南方以大米为主食的地区,如果长期食用加工精度过高的大米,再由于蒸制方法不合理,就容易导致脚气病及其他 B 族维生素缺乏症的发生。孕妇或哺乳期妇女若维生素 $B_1$ 摄入不足或缺乏,可能会影响胎儿或婴幼儿的健康。

(二)豆类的营养价值

联合国大会第 68 届会议宣布 2016 年为国际豆类年,旨在提高公众对可持续粮食生产组成部分豆类的营养价值的认识,以实现粮食安全和营养。豆类可分为大豆类和其他豆类。大豆类按其色泽又可分为黄、青、黑、褐和双色大豆五种;其他豆类包括蚕豆、豌豆、绿豆和赤豆等。

**1. 大豆的营养成分**

(1)蛋白质:大豆中含有丰富的蛋白质,含量为 35％～40％,几乎是植物性食物中含蛋白质最多的食材,而且大豆蛋白属于优质蛋白质,可以与肉类蛋白质相媲美,俗称"植物肉"。

(2)脂肪:大豆中脂肪含量为 15％～20％,其中不饱和脂肪酸占 85％,亚油酸高达 50％,还含有较多磷脂。

(3)碳水化合物:大豆中碳水化合物含量为 25％～30％,其中只有一半是可被人体利用的可溶性糖,另一半是人体不能消化吸收和利用的棉籽糖和水苏糖,存在于大豆细胞质,在肠道细菌作用下可产酸产气,从而引起腹胀。

(4)矿物质:大豆中含丰富的磷、钙、铁。每 100 g 大豆中磷、钙、铁的含量分别为 571 mg、367 mg 和 11 mg,比牛肉、猪肉高数十倍,是儿童与老年人膳食钙的较好来源。

(5)维生素:大豆含丰富的维生素 $B_1$、维生素 $B_2$,且含有一定数量的胡萝卜素和丰富的维生素 E。大豆几乎不含维生素 C,但发芽后其含量显著提高。

**2. 大豆中的抗营养因子**　大豆中含有一些天然的抗营养因子,可影响人体对某些营养素的吸收,如蛋白酶抑制剂、胃胀气因子、植酸、红细胞凝集素、皂苷、异黄酮等,使大豆蛋白的消化率只有 65％左右。在食用大豆时,通过水泡、磨浆、加热、发酵等加工方式,合理地处理抗营养因子,可提高大豆的消化率,充分发挥其营养价值。

**3. 其他豆类的营养价值**　其他豆类蛋白质的含量均低于大豆类,一般为 20％左右,脂肪含量较低,碳水化合物占 50％～60％,主要以淀粉形式存在,其他营养素与大豆类相似,也是营养价值较高的一类植物性食物,有助于改善居民的膳食结构。

【拓展阅读】

### 常见豆制品的营养价值

豆腐:加工过程中除去大量的膳食纤维等抗营养因子,各种营养素的利用率都有所增加,如整粒大豆蛋白的消化率为 65％,豆腐的消化率可提高至 92％～96％。钙、铁、锌等矿物质的吸收率也有所提高。

豆浆:豆浆的蛋白质含量为2.5%~5%,脂肪含量不高,为0.5%~2.5%,碳水化合物的含量为1.5%~3.7%,豆浆蛋白质的消化率约为85%。豆浆所含的营养素的种类和含量比较适合老年人及高血脂的患者饮用,此外,豆浆中的脂肪含量低,可以避免牛奶中高含量的饱和脂肪酸对老年人及心血管系统疾病患者的不利影响。

豆腐干:与豆腐相比,豆腐干中的水分含量明显降低,因而各种营养素的含量都有所增加,蛋白质的含量可达35%。与其他的豆制品相比还有易储藏、保质期长的特点。

豆芽:豆芽中含有丰富的维生素C,可预防坏血病;富含膳食纤维,是便秘患者的健康蔬菜,有预防消化道癌症(如食道癌、胃癌、直肠癌等)的功效。豆芽还有清除血管壁中胆固醇和堆积的脂肪、防止心血管病变的作用。豆芽热量低,水分和纤维素含量很高,常吃豆芽,可以达到减肥的目的。

（三）蔬菜和水果的营养价值

**1. 蔬菜的营养价值** 蔬菜按其品种和可食部位分为叶菜类、根茎类、瓜茄类、鲜豆类、花芽类和菌藻类等。

（1）碳水化合物:蔬菜中的碳水化合物包括可被机体吸收利用的单糖、双糖、淀粉,以及不易被机体消化的膳食纤维,其种类和含量,因食物的种类和品种而有很大差别。蔬菜中碳水化合物含量较高的有胡萝卜、西红柿、南瓜等;含淀粉较多的是根茎类蔬菜如土豆、芋头、山药、藕等。

（2）矿物质:蔬菜中含有丰富的矿物质,如钙、磷、铁、钾、钠、镁、铜等,是膳食中矿物质的主要来源,由于其代谢最终产物呈碱性,对维持人体内的酸碱平衡起重要作用。绿叶菜类如油菜、小白菜、芹菜等含钙盐多,也含有较多的草酸,可影响机体对钙的吸收和利用,故在食用含草酸较多的蔬菜时,可先将其在开水中烫一下,以去除草酸。绿色蔬菜含铁较多,一般为1~2 mg/100 g,但其吸收率较低,约为5%。

（3）维生素:新鲜蔬菜是维生素C、胡萝卜素、维生素$B_2$和叶酸的重要来源。各种蔬菜都含有一定量的维生素,一般深色蔬菜维生素含量较浅色蔬菜高,颜色越深,其所含的胡萝卜素、维生素$K_1$、维生素$B_2$及维生素C越多。胡萝卜素与蔬菜颜色密切相关,在绿色、黄色或红色蔬菜中含量较高,如胡萝卜、南瓜、苋菜。

**2. 水果的营养价值** 水果的营养成分和营养价值与蔬菜相似,是人体维生素和矿物质的重要来源。各种水果普遍含有较多的碳水化合物和维生素,还含有多种具有生物活性的特殊物质,因而具有极高的营养价值和保健功效。

（1）碳水化合物:水果的碳水化合物含量一般为6%~25%,主要是果糖、葡萄糖和蔗糖,在不成熟的水果内则有淀粉。水果种类不同,所含碳水化合物的种类和数量也有较大差异。如苹果和梨以果糖为主,桃、李、柑橘以蔗糖为主,葡萄、草莓以葡萄糖和果糖为主。许多水果还富含纤维素、半纤维素和果胶等。果胶对果酱的加工有重要意义,以苹果、山楂等含量为多。

（2）矿物质:水果也是人体所需矿物质(如钙、磷、铁、锌、铜、镁)的良好来源,与蔬菜一样也是碱性食物。

（3）维生素:新鲜水果含较多的维生素C,鲜枣的维生素C含量是所有水果中最高的,最高每100 g鲜枣中含有200 mg以上的维生素C。山楂、柑橘、鲜荔枝、草莓、柠檬中的维生素C含量也很高。芒果、柑橘、杏等含胡萝卜素较多。

**二、动物性食物的营养价值**

（一）畜禽肉类及鱼类的营养价值

**1. 畜禽肉类的营养价值** 畜禽肉类包括畜肉和禽肉,畜肉指猪、牛、羊等的肌肉、内脏及其制品,禽肉包括鸡、鸭、鹅等的肌肉及其制品。畜禽肉类的营养价值较高,饱腹作用强,可加工烹制成各种美味佳肴,是一种食用价值很高的食物。

（1）蛋白质：畜禽肉类中的蛋白质含量一般为10%～20%，因动物的种类、年龄、肥瘦程度以及部位而有所不同。在畜肉中，牛肉、羊肉、兔肉、马肉、鹿肉和骆驼肉的蛋白质含量较高，可达20%，其次是狗肉，猪肉的蛋白质含量平均为13.2%左右。在禽肉中，鸡肉、鹌鹑肉的蛋白质含量较高，约为20%，其次是鹅肉、鸭肉。一般来说，心、肝、肾等内脏器官的蛋白质含量较高，而脂肪含量较少。

（2）脂肪：脂肪含量因动物的品种、年龄、肥瘦程度、部位等的不同有较大差异，含量较低的仅为2%，含量较高的可超过89%。在畜肉中，猪肉的脂肪含量最高，羊肉、牛肉次之，兔肉最低。在禽肉中，鸭肉和鹅肉脂肪含量较高，其次是鸡肉和鸽子肉，火鸡肉和鹌鹑肉脂肪含量较低。畜禽肉类的内脏脂肪含量为2%～10%，脑最高，约为10%，其次是猪肾、鸭肝、羊心、猪心，为5%～8%，其他在4%以下。

动物脂肪所含的必需脂肪酸明显低于植物油脂，因此其营养价值低于植物油脂。在动物脂肪中，禽肉类脂肪中必需脂肪酸含量高于畜肉类脂肪；畜肉类脂肪中，猪脂肪的必需脂肪酸含量又高于牛、羊等反刍动物的脂肪。总体来说，禽肉类脂肪的营养价值高于畜肉类脂肪。

（3）碳水化合物：畜禽肉类的碳水化合物主要以糖原的形式存在于肌肉和肝脏中。动物在屠宰前过度疲劳，糖原含量下降，屠宰后放置时间过长，也可因酶的作用，糖原含量降低，乳酸相应增多，pH下降。

（4）维生素：畜禽肉类可提供多种维生素，以B族维生素和维生素A为主。内脏中维生素含量高于肌肉，其中肝脏是维生素A和维生素$B_2$的良好来源，维生素A的含量以牛肝和羊肝中较高，维生素$B_2$的含量则以猪肝中最为丰富。禽肉中还含有较多的维生素E。

（5）矿物质：畜禽肉类矿物质的含量以内脏最高，其次是瘦肉、肥肉。铁主要以血红素的形式存在，消化吸收率很高，在猪肝、鸭肝中含量丰富。畜肉内脏中还富含丰富的锌和硒，牛肾和猪肾的硒含量是其他食物的数十倍。畜禽肉类还含有较多的磷、钙、钾、钠等，钙的含量虽然不高但是吸收利用率很高。

**2. 鱼类的营养价值**　按照鱼类的生活环境，鱼可分为海水鱼（如鲱鱼、鳕鱼等）和淡水鱼（如鲤鱼、鲢鱼等）。

（1）蛋白质：鱼类的蛋白质含量为15%～22%，其中鲨鱼、青鱼等含量较高。鱼类蛋白质的氨基酸组成较平衡，与人体需要接近，利用率较高，其中多数鱼类缬氨酸含量偏低。

（2）脂肪：鱼类的脂肪含量为1%～10%，呈不均匀分布，主要存在于皮下和脏器周围，肌肉组织中含量甚少。鱼类脂肪多由不饱和脂肪酸组成，一般占60%以上，通常呈液态，消化率为95%左右。

（3）碳水化合物：鱼类的碳水化合物含量较低，有些鱼不含碳水化合物，如鲳鱼、鲢鱼、银鱼等。

（4）维生素：鱼肉中含有一定数量的维生素A和维生素D，维生素$B_2$、烟酸等的含量也较高，而维生素C的含量则很低。一些生鱼制品中含有硫胺素酶和催化维生素$B_1$降解的蛋白质，因此大量食用生鱼制品可能造成维生素$B_1$缺乏症。鱼油和鱼肝油是维生素A和维生素D的重要来源，也是维生素E的来源。

（5）矿物质：鱼类中矿物质的含量以锌和硒最为丰富，钙、钠、钾、镁等含量也较多。海水鱼富含碘。

（二）蛋及蛋制品的营养价值

蛋类包括鸡蛋、鸭蛋、鹅蛋、鹌鹑蛋、鸽蛋及其加工制成的咸蛋、松花蛋等。蛋类的营养素含量不仅丰富，而且质量也很好，是一类营养价值较高的食品。

（1）蛋白质：全蛋的蛋白质含量为12%左右，蛋清略低，蛋黄较高，加工成咸蛋或松花蛋后蛋白质含量略有提高。鸭蛋、鹅蛋和鹌鹑蛋的蛋白质含量与鸡蛋类似，蛋白质氨基酸组成与人体需要最接近，因此生物价也较高，达94%。蛋白质中赖氨酸和蛋氨酸含量较高，和谷物和豆类食物混合食用，可弥补其赖氨酸和蛋氨酸的不足。

（2）脂肪：蛋清中脂肪含量极少，98%的脂肪存在于蛋黄中。蛋黄中的脂肪几乎全部以与蛋白质结合的良好的乳化形式存在，因而消化吸收率高。蛋类胆固醇含量极高，主要集中在蛋黄中，蛋清中不含胆固醇,其中鹅蛋黄含量最高,其次是鸭蛋黄、鸡蛋黄,鹌鹑蛋黄最低。蛋类加工成咸蛋或松花蛋后,胆固醇含量也无明显变化。

(3)碳水化合物:蛋类中碳水化合物含量较低,为1%～3%,蛋黄略高于蛋清,加工成咸蛋或松花蛋后有所提高。

(4)维生素:蛋类中维生素含量十分丰富,且品种较为齐全,包括所有的B族维生素、维生素A、维生素D、维生素E、维生素K和微量的维生素C。其中绝大部分的维生素A、维生素D、维生素E和维生素$B_1$都集中于蛋黄中。鸭蛋和鹅蛋的维生素含量总体而言高于鸡蛋。蛋类的维生素含量受到禽类品种、季节和饲料等的影响。

(5)矿物质:蛋类的矿物质主要集中于蛋黄,蛋清的含量较低。蛋类铁含量较高,但由于铁会与蛋黄中的卵黄磷蛋白结合而对铁的吸收具有干扰作用,因此蛋黄中的铁的生物利用率较低。

(三)乳类及乳制品的营养价值

(1)蛋白质:牛乳中的蛋白质含量比较恒定,为3%左右;羊乳中蛋白质含量为1.5%,低于牛乳;人乳中蛋白质含量为1.3%,低于牛乳和羊乳。牛乳蛋白质可分为酪蛋白和乳清蛋白两类。乳类蛋白质为优质蛋白质,容易被人体消化吸收。

(2)脂肪:牛乳中脂肪含量为2.8%～4%,水牛乳脂肪含量在各种乳类当中最高,为9.5%～12.5%。因饲料的不同、季节的变化,乳类中的脂类成分略有变化。

(3)碳水化合物:乳类碳水化合物的含量为3.4%～7.4%,主要以乳糖形式存在,人乳含量最高,羊乳次之,牛乳最低。

(4)维生素:牛乳中含有维生素A、维生素D、维生素E、维生素$B_1$、维生素$B_2$、维生素K、维生素C等多种维生素,但含量差异较大。

(5)矿物质:牛乳中的矿物质主要包括钙、钾、钠、铁、镁、氯、磷、铜等,大部分与有机酸结合形成盐类,少部分与蛋白质结合或吸附在脂肪球膜上。

### 三、调味品和其他食品的营养价值

(一)主要调味品的营养价值

调味品是指以粮食、蔬菜等为原料,经发酵、腌制、水解、混合等工艺制成的,在饮食、烹饪和食品加工中广泛应用的辅助食品。目前,我国调味品大致可分为酿造类、腌菜类、干货类、鲜菜类、水产类等。调味品除具有调味价值之外,大多也具有一定的营养和保健价值。

**1.酱油和酱类**　酱油和酱类以小麦、大豆及其制品为主要原料,接种曲霉菌种,经发酵酿制而成。酱油中含有一定量的氨基酸态氮、还原糖、少量糊精、B族维生素、氯化钠、多种酯类、醛和有机酸等成分。酱油和酱类中的咸味来自氯化钠。酱油中的氯化钠含量为12%～14%,酱类的氯化钠含量通常为7%～15%。酱油及酱类应适量食用,避免钠盐摄入过多。

**2.醋类**　醋按原料可以分为粮食醋和水果醋。目前大多数食醋都是以酿造醋为基础调味制成的复合调味酿造醋。醋中蛋白质、脂肪和碳水化合物含量不高,但含丰富的钙、铁,还含有一定量的氨基酸态氮、氯化钠、还原糖等。

**3.味精和鸡精**　味精的主要成分为谷氨酸单钠盐,是由糖质或淀粉原料经微生物发酵、提纯、精制而制得的增鲜调味品。鸡精、牛肉精等,是含有味精、鲜味核苷酸、糖、盐、肉类提取物、蛋类提取物、香辛料和淀粉等成分,赋予食品复杂而自然的美味,增加食物的浓厚感和饱满度,消除硫黄味和腥臭味等异味的调味品。食用味精、鸡精应适量,不要重复使用,最好在菜肴加热完成之后再加入。

**4.食盐**　咸味是食物中最基本的味道,膳食中的咸味主要来源于食盐,其主要成分是氯化钠。健康人群每日摄入6g食盐即可满足机体对钠的需要。食盐摄入过量,与高血压的发生具有相关性。咸味和甜味可相互抵消,酸味则可以强化咸味,因此在烹调中可加醋减少食盐的用量,从而有利于减少钠的摄入。

**5.糖和甜味剂**　日常使用的食糖的主要成分为蔗糖,是食品中甜味的主要来源。蔗糖可以提供纯正的甜味给人以愉悦的感觉,也具有调和百味的作用,可为菜肴增香增色。食品用蔗糖主要分为白糖、红糖两类,其中白糖又分为白砂糖和绵白糖两类。白砂糖的蔗糖含量在99%以上;绵白糖仅为96%;红糖为84%～87%,含少量的果糖和葡萄糖,含较多的矿物质。

（二）食用油脂的营养价值

**1. 大豆油**　大豆油营养均衡,经济实惠,是世界上产量最多的油脂。单不饱和脂肪酸含量为18%～28%;多不饱和脂肪酸含量为63%,其中亚油酸含量为55%,亚麻酸含量为8%。有降低血清胆固醇含量、预防心血管疾病的功效。但大豆油不耐高温,高温下极易产生反式脂肪酸。

**2. 花生油**　花生油中单不饱和脂肪酸含量为35%～67%,多不饱和脂肪酸含量为13%～43%。花生油的脂肪酸构成易于人体消化和吸收,但花生容易污染黄曲霉,黄曲霉所产生的毒素具有很强的致癌性,因此粗榨花生油很不安全,不宜直接食用。

**3. 猪油**　猪油中饱和脂肪酸的含量较高,摄入太多容易引起高血脂、脂肪肝、肥胖等。猪油可以适量食用,因为其所含胆固醇是人体制造类固醇激素、肾上腺皮质激素、性激素和自行合成维生素 D 的原料。

**4. 菜籽油**　菜籽油的脂肪酸种类和含量比较符合中国居民膳食营养素中脂肪酸的摄入量建议值,可以较好地满足人体脂肪酸营养需求。菜籽油中的亚油酸和 α-亚麻酸均达到了膳食营养素推荐摄入量;在推荐摄入 20～30 g 植物油的情况下,菜籽油中提供维生素 E 超过每日推荐量的一倍多;提供植物甾醇含量约占植物甾醇特定建议值的 60%;饱和脂肪酸含量为目前市面植物油最低,不饱和脂肪酸含量为所有食用植物油中最高;油酸含量高,仅低于橄榄油和山茶油。

**5. 玉米油**　玉米油又称粟米油、玉米胚芽油,它是从玉米胚芽中提炼出的油。玉米油主要用于烹饪,同时也是人造奶油和其他加工食品的主要成分,除此之外玉米油还有许多工业用途,如作为肥皂、药膏等的添加剂。玉米油中植物甾醇含量是目前所有食用植物油之冠,每 100 g 玉米油约含有 1000 mg 植物甾醇。植物甾醇能够减少人体对胆固醇的吸收。玉米油不耐高温,适合快速烹饪。

**6. 芝麻油**　芝麻油又称香油,是从芝麻中提取、具有特别香味的食用油,常用于制作汤类或凉菜,或直接淋洒在成品菜肴上以增加香味,是中国菜制作过程中必不可少的食用油脂之一。芝麻油的香味成分有 40 多种,其风味物质种类和含量是目前所有食用植物油之首。

**7. 棕榈油**　棕榈油与大豆油、菜籽油并称为"世界三大植物油",被广泛用于烹饪和食品制造业,广泛用于泡面、饼干、冰激凌、蛋糕（人造奶油）等食品。其饱和脂肪酸含量较高,多不饱和脂肪酸含量较低。棕榈油中饱和脂肪酸的含量是除椰子油外所有食用植物油之首,100 g 棕榈油中约含有 43.9 g 饱和脂肪酸。

（三）其他食品的营养价值

**1. 酒**

（1）白酒:白酒的营养价值有限,但其物质成分中有不少是人体健康所必需的,适量饮用白酒有振奋精神、增进食欲、舒筋活血、祛湿御寒等作用。

（2）黄酒:黄酒中含有糖分、糊精、有机酸、氨基酸和各种维生素等,具有很高的营养价值。含多种多量的氨基酸是黄酒的特点之一。如加饭酒含有 17 种氨基酸,其中有 7 种是人体必需氨基酸。黄酒的热量较高,超过啤酒和葡萄酒。黄酒是以稻米、黍米等为主要原料,经过长时间的糖化、发酵,然后经压榨、澄清和煎酒等制成的发酵酒,原料中的淀粉和蛋白质被酶分解成为低分子的糖类,易被人体消化吸收。因此人们把黄酒列为"营养饮料酒"。

（3）果酒:果酒都含有营养物质。以葡萄酒为例,其除含有维生素 $B_1$、维生素 $B_2$、维生素 C、糖分和 10 余种氨基酸等营养成分外,还含有抗恶性贫血的维生素 $B_{12}$,一般每升含 15 μg 左右。适量饮用葡萄酒有开胃、助消化、抗氧化等作用。

（4）啤酒:啤酒素有"液体面包"之称,可见其营养之丰富。啤酒含有多种氨基酸、低分子糖、维生素和矿物质等。其中,低分子糖和氨基酸易被人体消化吸收,在体内产生大量热量。啤酒是水和茶之后世界上消耗量排名第三的饮料。

**2.茶叶**　茶叶含有氨基酸、儿茶素、胆甾烯酮以及大量的水溶性维生素和脂溶性维生素,尤其是维生素 C,可增强机体抵抗力和免疫力,有防止衰老、抗氧化等功效。茶叶内含丰富的茶多酚类物质,不仅可提高脂肪分解酶的作用,还可以促进组织的中性脂肪酶的代谢活动。因而饮茶能促进脂类代谢,改善肥胖者的体型。

## 【拓展阅读】

### 怎么看食品营养成分表

看标准:注意是把每 100 g 当作一份来计算,还是把每包的质量当作一份来计算。比如有的食品每包的质量为 100 g,但是在营养成分表上标示的却是每份,比如一份 30 g 所含有的能量、脂肪和钠等。

看能量:如一瓶饮料碳水化合物含量为"7.9 g/100 mL",但这瓶饮料的净含量是 435 mL,也就是说,如果喝下这一整瓶饮料,摄入的碳水化合物是 $7.9 \times 435 \div 100 \approx 34.4$ g。

看蛋白质质量指数:想知道某种包装食品的营养价值是高是低,有一个简单的判断方法,那就是看蛋白质质量指数,用蛋白质的营养素参考值除以能量的营养素参考值,如果蛋白质质量指数≥1,为高蛋白食物,营养价值较高。

看碳水化合物:重点关注糖的含量,应该限制糖的摄入量,尤其是蔗糖、糖浆这类"精制"糖分。

看钠含量:食品营养成分表中的钠含量是控制指标。氯化钠是电解质,是维持人体正常生理活动所必需的。在日常生活中,要补充一定量的氯化钠以保证身体正常的电解质需求。但如果摄入过量,容易使人呈现脱水症状。

看脂肪:成人每日摄入的脂肪不应超过 60 g,其包含日常摄入的油和肉类食物以及各种零食中含有的油脂。

看反式脂肪酸:有些食品的营养成分表中会标注反式脂肪酸的含量。反式脂肪酸在体内的代谢时间为 51 日,导致肥胖的能力是普通脂肪的 7 倍,会大大增加患糖尿病、心脑血管疾病的风险。建议每人每日反式脂肪酸的摄入量不应超过 2 g。

# 第三节　营养素损失与保护

## 【情景导入】

王奶奶,68 岁,一个人独居,生活比较节俭。为了省事,她总是一次做两天的饭菜,每次要吃的时候再加热一下。前几天,王奶奶在家中突然晕倒,面色苍白,邻居发现后赶紧将她送往医院。血常规结果显示全血细胞减少,血红蛋白低于 60 g/L,属于重度贫血。入院后经过详细检查,王奶奶血液中的叶酸、维生素 $B_{12}$ 缺乏。医生介绍,长时间烹饪会破坏食物中的叶酸和维生素 $B_{12}$,这两种物质是红细胞更新所必需的原料。一旦缺乏,会导致 DNA 合成障碍而影响红细胞的成熟,引起巨幼红细胞贫血。

根据王奶奶的情况,你怎样帮助王奶奶科学合理地烹饪食物?

我们每日都要吃很多食物来补充机体所需的营养素,但在烹饪的过程中经常会因为烹调方法不当而导致食物营养素流失。很多人会发现明明自己已经吃了足够的食物,但仍缺乏某些营养素,其实就是因为食物在烹调的过程中有营养素的流失。因此,学会科学的烹调方法对饮食健康来说非常重要。在日常生活中,我们应该注重烹调技法,进行科学烹调,在食物加工中应尽量降低危害因子水平,把安全卫生放到第一位,兼顾营养、食品的感官。

### 一、食物的科学烹调方法

(一)营养素在烹调前的损失及保护

**1.采购阶段**　以粮食为例,随着人们生活水平的提高,为了追求更加细腻的口感,精细粮备受青昧,精米、白面成了人们餐桌上的主角。大米、小麦经过深加工后,口感虽然好,但存在于外壳和胚芽中的 B 族维生素、膳食纤维、矿物质等营养素却损失很多。与全麦粉相比,经过深加工的精白面粉损失的钙达 60%,铁为 76%,锌为 78%,镁为 85%,铜为 68%,精白面粉中所含的膳食纤维只有标准粉的 25%。从上述数据可见,常吃精米和白面很容易缺乏多种营养素。因此,在选购食物时,要五谷杂粮并重,不要过多选择和食用精细加工的原料。

**2. 清洗加工阶段**

(1)合理洗涤:食物中营养素的损失也发生在清洗加工阶段。部分家庭有只吃菜心、扔掉菜叶的习惯。其实,很多蔬菜的外皮和叶子中的营养素含量明显高于菜心,如有些人吃芹菜时只吃茎不吃叶,实际上芹菜叶中的营养成分远远高于芹菜茎。若在洗涤蔬菜时就扔掉菜叶很可能会损失很多营养素。

洗涤是减少原料表面微生物、寄生虫卵、泥沙等物质的基本程序,但过度洗涤会导致食物营养流失。有实验表明,大米经过淘洗,维生素 $B_1$ 损失率为 40%～60%,维生素 $B_2$ 损失率为 23%,烟酸损失率为 25%,矿物质损失率为 70% 以上,且淘洗次数越多,浸泡时间越长,水温越高,维生素损失率越高,因此需根据米的清洁度适当淘洗,且不要长时间浸泡,不要用力搓洗,也不要用热水烫洗。对于蔬菜类原料,应在切前清洗,不要在水中浸泡,洗涤次数不宜过多,洗去泥沙即可,这样做就可以减少矿物质和维生素的流失。

(2)科学切配:洗涤之后如何切配是减少水溶性营养素流失的关键步骤,原料切块要大,如果切得太碎,会增加维生素与空气的接触机会,易被氧化变质。原料应做到现切、现烹、现吃,以保护营养素。如日常黄瓜切片,放置 1 h 再食用,其维生素 C 损失率可为 33%～35%;蔬菜炒熟后放置 1 h 维生素就会损失 10%,2 h 损失 14%,5 h 后再回锅,维生素损失更多,所以不建议吃回锅菜。

**3. 储存阶段**　任何食物储存时间越长,营养素损失越多,即使是在冷冻的条件下也不例外,例如鱼在 -18 ℃ 放置 3 个月,维生素 E 和维生素 A 会损失 30% 左右。绿色蔬菜在 30 ℃ 室温下放置 24 h,其所含的维生素 C 几乎全部损失,且蔬菜中有害的亚硝酸盐含量会明显增加,对人体会造成潜在危害。

不少人一次购买很多鱼类、肉类,吃不完就放在冰箱里冷冻,下次吃时先解冻,多余的再放入冰箱冷冻,经过反复解冻的鱼类、肉类不但口味变差,营养素也会明显降低,还会产生一定的毒素。若用热水解冻损失的营养素会更多。

(二)常见烹调方法对营养素的影响

**1. 常见主食烹调方法对营养素的影响**　米、面中的不溶性维生素和矿物质容易受到损失,不同的烹调方法对营养素的影响也不同。蒸米饭时,大米中的维生素会再损失一部分,如维生素 $B_1$ 的损失率为 17%,烟酸的损失率约为 20%。如烹调方法不当,则损失更多。有些地区制作米饭时采用捞米饭的做法,即将大米放进水里煮开后再捞起蒸熟食用,把煮过大米的米汤丢弃。捞米饭蒸饭法会使大量的营养素溶于米汤中,若丢弃米汤,就会造成损失。一般捞米饭可损失 67% 的维生素 $B_1$、50% 的维生素 $B_2$ 和 76% 的烟酸,同时还会损失部分矿物质。

一般来说,汤面营养价值比捞面高。因为面条中很多营养素会溶于面汤内,包括大部分 B 族维生素和矿物质等,若面汤弃而不用会损失较多营养素。

从营养角度来看,馒头的营养价值略高于面包。面包是用烤炉烤出来的,色香味俱全。然而这种烘烤的方法,会使面粉中的赖氨酸在高温中发生分解,产生棕色的物质。而用蒸汽蒸出来的馒头,则无此反应,蛋白质的含量会高一些。

制作油条时,因加碱和高温油炸,维生素 $B_2$ 和维生素 C 损失率约为 50%,维生素 $B_1$ 则几乎全部损失。

**2. 常见副食烹调方法对营养素的影响**

(1)凉拌:把嫩黄瓜切成薄片凉拌,放置 2 h,维生素损失率为 33%～35%;放置 3 h,损失率为 41%～49%。

（2）蒸：蒸制菜肴是以水蒸气为传热介质，由于原料与水蒸气基本处于一个密封环境中，所以可溶性物质损失比较少，既能保持食品的外形，又不破坏食品的风味。但由于加热时间较长，导致维生素 C 分解量的增加，也会使部分 B 族维生素遭到损失。

（3）煮：蔬菜与水一同加热后，蔬菜中的水溶性维生素、矿物质便会溶于水，碳水化合物及蛋白质被部分水解，所以在吃菜时最好连汤一起食用。煮菜汤时应沸水下菜，时间要短，煮骨头时可加些醋，使钙溶于汤中利于人体吸收。

（4）炒、爆、熘：采用炒、爆、熘的方法制作的菜肴，由于操作迅速，高温除了使维生素 C 损失较多外，其他营养素均损失不大。若加水过多，大量的水溶性维生素会溶于水里，造成营养素的流失。炒菜时不应过早放盐，宜用淀粉勾芡，因为淀粉对维生素 C 有很好地保护作用。

（5）煎炸：煎是用少量油快炸食品，如煎鸡蛋、煎虾饼等，因烹调时间短，营养素损失不多。炸是将食物放到大量的高温油中加热，时间长，所以各种营养素均损失严重，蛋白质会因此变质，脂肪也会因此受破坏。为了保存蛋白质和维生素，挂糊油炸常作为最佳补救措施。

（6）熏烤：可使维生素 A、维生素 B、维生素 C 受到相当大的破坏。肉类、鱼类熏烤后，其中脂肪的不完全燃烧及淀粉受热后的不完全分解均可产生致癌物质。其他烹调方法与营养素损失情况见表 3-1。

表 3-1　其他烹调方法与营养素损失对照表

| 烹调方法 | 影响 | 建议 |
| --- | --- | --- |
| 烧、煨 | 维生素 C 和 B 族维生素损失多，部分蛋白质水解，油脂乳化 | 注意水量不能太少，利用好汤汁 |
| 蒸 | 营养素流失少，但 B 族维生素等损失较多 | 适用于含胶原或纤维素多的原料 |
| 炒、熘 | 营养素流失少，B 族维生素等损失也较少 | 原料小，内部温度至少达 70 ℃ |
| 炸 | 多数维生素损失较大，蛋白质过度变性，脂肪酸可破坏 | 不能重复用油，油温不宜太高 |
| 焯、涮 | 水溶性成分溶出而流失 | 减少营养素损失 |
| 炖 | 维生素 C 和 B 族维生素损失多，部分蛋白质水解，油脂乳化 | 适用于含胶原或纤维素多的原料 |
| 煎 | 营养素流失少，维生素等有损失但不多 | 防止内生外焦 |
| 烤 | 营养素流失少，所有维生素损失多，蛋白质过度变性 | 防止内生外焦，不能在燃油或明火上烤 |

（三）保护食物营养素的烹调加工措施

**1. 加醋**　由于维生素怕碱不怕酸，加醋可以保护食材中的维生素，使之少受氧化破坏。对于钙含量高的原料，醋还有助于钙的溶解，提高钙的吸收率。

**2. 上浆挂糊**　原料用淀粉或鸡蛋上浆挂糊，烹调时食物表面可形成保护层，减少营养素与空气、热油的接触机会，可以使原料中的水分和营养素不致大量溢出，减少损失。尤其是用油炸肉类食品时，可以防止高温使蛋白质严重变性，同时保护维生素。

**3. 勾芡**　勾芡所用的淀粉含有谷胱甘肽，其所含的硫氢基有保护维生素 C 的作用。勾芡可以使汤料混为一体，在吃菜的同时能吃到更多的汤，可以提高营养素的摄入量。

**4. 旺火急炒**　旺火急炒是减少营养素损耗的最佳烹调方法。原料通过旺火急炒，能缩短菜肴成熟的时间，从而降低营养素的损失率。据统计，猪肉切成丝用旺火急炒，其维生素 $B_1$ 的损失率只有13％，而切成块用慢火炖，维生素 $B_1$ 损失率则达 65％。

**5. 先洗后切**　各种原料，尤其是蔬菜，应先清洗再切配，这样能减少水溶性维生素的损失。而且应该现切现烹，以减少营养素的氧化损失。

**6.酵母发酵**　酵母主要由蛋白质和碳水化合物构成,并含有丰富的 B 族维生素和钙、锌等矿物质,可对面粉中的维生素起保护作用,可以提高面食的营养价值。

**7.慎用碱**　碱能破坏蛋白质、维生素等多种营养素。因此,在焯菜、制作面食等膳食的过程中,最好慎用纯碱(苏打)。

### 二、食物的科学储存方法

#### (一)常温储存法

这种方法适用于一些适宜常温保存的食物,如饮料、大米、白面和大多数的调味品等,它们的保质期较长,常温储存一定的时间也不会变质。但在储存时也需要掌握一些储存禁忌,如避光隔热,储存环境应阴凉通风等。

#### (二)低温储存法

低温储存法是储存烹饪食物常用的方法。其主要原理是通过低温有效地抑制微生物的生长和繁殖,降低酶的活性,减弱食物内的化学反应,较好地保持食物原有的风味和营养价值。

#### (三)高温储存法

高温储存法是餐饮业经常使用的食物储存方法,因为微生物对高温的承受能力弱,当温度提高时可有效杀灭微生物,并破坏酶的活性,从而防止微生物对食物的影响,达到储存食物的目的。其方法是先将食物用开水煮透或蒸透,取出沥干或仍浸泡于原汤中,静置于凉爽通风的地方,防止食物重新被污染。此方法可使食物在较长时间内不变质,适用于保存动物性食物的成品和半成品以及水发干货类食物等。

#### (四)通风储存法

通风储存法主要适用于保存粮食、干货类食物和需要风干的食物。它们的特点是怕发霉、怕被捂。如米、面、花生、蔬菜等食物,在储存时需注意通风,使霉菌不易生长,保持食物的原有成分,减少霉变。

#### (五)真空密封储存法

真空密封储存法是使食物在真空状态下,不与空气中的微生物接触的一种保存食物的方法,如罐装制品、真空包装制品等。此方法适用于多种食物的保存。

### 【拓展阅读】

#### 7 种剩菜的"科学保存法"

世界卫生组织建议:熟食在室温下不得存放 2 h 以上,应及时冷藏(最好在 5 ℃以下),不要在冰箱里放超过 3 天,剩饭菜加热的次数不应该超过 1 次。

米饭:米饭在常温下容易滋生芽孢杆菌。正确的储存方法是将剩饭在常温下降温 1 h(不超过 1.5 h),然后放入冰箱冷藏,保存时间不超过 1 天。

鸡肉:剩余鸡肉应加盖或保鲜膜,在常温下冷却后,放置冰箱冷藏,保存时间最多 3 天。从冰箱取出后加热不可超过 1 次,温度至少达到 75 ℃,而且要保证热透。

牛羊肉:熟牛羊肉等红肉可以放置冰箱冷藏几天,切忌冷盘食用。如果需要加热,最好先将红肉从冰箱取出,在常温下放置一段时间,然后再加热食用。

乳制品:牛奶、酸奶等乳制品应原包装放入冰箱冷藏。如果已经倒入杯子或碗中,应该用保鲜膜盖好后,放入冰箱冷藏,在 24 h 内饮用完。

罐装食品:罐装食品开封之后,不宜将剩余的食物继续放在原容器中,否则容易导致食物出现"金属味"。可以将剩余的食物倒入保鲜饭盒,再放入冰箱冷藏。

肉酱类:自制肉酱,即使在可密封保鲜盒中,常温环境下也只能存放 2 h,放入冰箱冷藏室可保存 1~2 天,放入冷冻室可保存 2~3 个月。食用之前,一定要彻底加热。

甜点:无奶油的甜点在室温下能保存 2 天,冷藏时能保存 1 周。存放前,单独包起来,以免反复解冻被细菌污染。

# 第四节 食品卫生与安全

## 【情景导入】

2021 年 3 月 15 日晚,3·15 晚会曝光了号称"养羊大县"的河北省青县养羊产业中用瘦肉精喂羊的问题。据报道,青县是河北省的一个重要养羊基地,每年大约出栏 70 万只羊。养殖户在养羊过程中,为了增加出肉率,多卖钱,在饲料中偷偷混入"瘦肉精"。"瘦肉精"是指能够促进瘦肉生长的一类物质,会在动物组织内形成残留,消费者食用后直接危害人体健康。我国在 2002 年就已经严禁瘦肉精作为兽药和饲料添加剂。青县一名饲料推销员称,加瘦肉精这种事"差不多有十年了"。有贩羊的经纪人称,加了瘦肉精的羊"一只多卖五六十元"。当地人在运输过程中,一般会在运羊车上装载几只没喂过瘦肉精的羊应付检查。

根据上述案例,讨论出现此类问题的原因及提升食品安全的措施。

食品安全关系到广大人民群众的身体健康和生命安全,关系到经济健康发展和社会稳定,关系到政府和国家的形象。食品安全已成为衡量人民生活质量、社会管理水平和国家法治建设的一个重要方面。

### 一、食品卫生管理

(一)植物性食品的卫生管理

**1. 粮豆类食品的卫生管理** 不同品种的粮豆类食品都具有固有的色泽及气味,有异味时应慎食,霉变的不能食用,尤其是成品粮。为了保证食用安全,我国对粮豆类食品已经制定了许多卫生标准。豆制品含水量高,营养成分丰富,若有微生物污染,极易繁殖引起腐败变质。目前我国不少豆制品生产仍以手工加工为主,卫生条件比较差,生产器具、管道和操作人员等均可成为污染源,生产中任何一个环节没有按卫生标准做好清洁工作,就会影响产品质量。另外,产品的保存方式也很重要,豆制品的保质期较短,特别是夏季,如果不及时冷藏,很快就会变质。因此,要注意做好豆腐、豆浆等豆制品的卫生管理工作和保存工作。豆制品在销售和保存时最好用小包装,豆制品生产加工过程中使用的添加剂也要符合有关规定。

**2. 蔬菜和水果的卫生管理**

(1)保持新鲜:新鲜的蔬菜和水果都含有一定量的硝酸盐和亚硝酸盐,经过一段时间的存放,水分蒸发,在微生物作用下,硝酸盐可转化为亚硝酸盐。若蔬菜、水果的表皮组织已经破损、溃烂,微生物更易侵入,使其中的亚硝酸盐含量增高。干瘪和变质的蔬菜和水果,无论人或禽畜食用后均可发生亚硝酸盐中毒。

为了避免腐败和亚硝酸盐含量过多,新鲜的蔬菜和水果最好不要长期储存,及时食用不但新鲜、适口,而且营养价值高。如果一定要储存,应剔除有外伤的蔬菜和水果,并保持外形完整,以小包装形式进行低温储存。

(2)清洗消毒:为了安全食用蔬菜,既要去除灰尘、寄生虫卵及其他污物,又要防止营养素的流失,最好的方法是先用流水清洗,然后在沸水中进行极短时间的热烫。食用水果前也应彻底洗净,最好用沸水烫或消毒水浸泡并削皮食用。为了防止二次污染,应避免将水果削皮切开出售。

蔬菜和水果常用的药物消毒方法:①采用漂白粉溶液浸泡消毒。②按照高锰酸钾溶液或其他低毒高效消毒液等规定的方法对蔬菜和水果进行浸泡消毒,应注意的是浸泡消毒后要及时用清水冲洗干净。

Note

（3）蔬菜和水果的卫生标准：我国食品卫生标准规定蔬菜和水果中汞的含量不得超过 0.01 mg/kg，六六六不得超过 0.2 mg/kg，滴滴涕（DDT）不得超过 0.1 mg/kg。

【拓展阅读】

### 几种常见的食物中毒及预防措施

四季豆中毒：四季豆的含毒成分尚不十分清楚，可能与皂素和植物血凝素有关。中毒者多有进食未烧熟的四季豆史。中毒潜伏期为 1～5 h，症状为恶心、呕吐、胸闷、心慌、出冷汗、手脚冰冷、四肢麻木、畏寒。预防措施：四季豆应充分加热、彻底炒熟，充分加热可破坏毒素，故四季豆宜炖食，不宜水焯后作为凉菜食用。

发芽马铃薯中毒：有毒成分是幼芽及芽眼部分含有的龙葵素（龙葵碱），人食入 0.2～0.4 g 即可引起中毒。中毒表现为中毒初期，先有咽喉抓痒感及烧灼感，其后出现胃肠道症状，剧烈呕吐、腹泻。预防措施：马铃薯应储藏在低温、无阳光直射的地方，或用沙土埋起来，防止发芽；不吃发芽或黑绿色皮的马铃薯；龙葵素遇酸分解，烹调时可加少量食醋。

豆浆中毒：有毒成分可能是胰蛋白酶抑制素和皂苷。生豆浆加热不彻底，有毒成分没有被破坏，饮用后易造成中毒，多发生在集体食堂或小型餐饮业。中毒潜伏期为 0.5～1 h，主要表现为胃肠道症状，如恶心、呕吐、腹胀、腹泻等，一般不发热，预后良好。预防措施：将豆浆彻底煮沸后饮用。豆浆出现泡沫时，提示还没有煮沸，应继续加热至泡沫消失，并于豆浆沸腾后，再继续加热几分钟。

### （二）动物性食品的卫生管理

#### 1. 禽畜肉类的卫生管理

（1）禽畜肉类的主要卫生问题：腐败变质，人畜共患传染病，死因不明，药物残留，使用违禁饲料或添加剂等。

（2）禽畜肉类的卫生管理：我国对鲜猪肉、鲜羊肉、鲜牛肉、鲜兔肉以及各类肉制品的标准均有规定。《食品安全国家标准　鲜（冻）畜、禽产品》（GB 2707—2016）内容如表 3-2、表 3-3 所示。

表 3-2　鲜（冻）畜、禽产品的感官要求

| 项　目 | 要　求 | 检验方法 |
|---|---|---|
| 色泽 | 具有产品应有的色泽 | 取适量试样置于洁净的白色盘（瓷盘或同类容器）中，在自然光下观察色泽和状态，闻其气味 |
| 气味 | 具有产品应有的气味，无异味 | |
| 状态 | 具有产品应有的状态，无正常视力可见外来异物 | |

表 3-3　鲜（冻）畜、禽产品的理化指标

| 项　目 | 指　标 | 检验方法 |
|---|---|---|
| 挥发性盐基氮/(mg/100 g) | ≤15 | 参考 GB 5009.228 |

#### 2. 水产品的卫生管理

（1）水产品的主要卫生问题：腐败变质、寄生虫感染、工业废水污染等。

（2）水产品的卫生管理规定：我国对各类水产品的卫生标准均有规定。《中华人民共和国水产品卫生管理办法》对供食用的水产品（包括鲜售和加工）做出如下规定。

①黄鳝、甲鱼、乌龟、河蟹、小蟹、各种贝类等均应鲜活销售，凡已死亡者均不得销售和加工。

②含有自然毒素的水产品，如鲨鱼、鲅鱼、旗鱼必须除去肝脏，鳇鱼应除去肝脏及卵，河鲀有剧毒，不得流入市场。

③凡青皮红肉的鱼类，如鲣鱼、鲹鱼、鲐鱼、金枪鱼、秋刀鱼、沙丁鱼等易分解产生大量组胺，出售时必须注意鲜度质量。

④凡因化学物质中毒致死的水产品均不得食用。

⑤凡虫蛀、赤变、脂肪氧化蔓及深层的水产品不得食用。

**3. 蛋类的卫生管理**

(1)蛋类的主要卫生问题:微生物污染、化学性污染、异味影响品质等。

(2)蛋类的卫生要求:

①蛋类感官指标:蛋壳清洁完整,灯光透视时,整个蛋呈橘黄色至橙红色,蛋黄不见或略见阴影。打开后蛋黄凸起、完整、有韧性,蛋白澄清、透明、稀稠分明,无异味。

②理化指标:汞(以 Hg 计)≤0.03 mg/kg。

**4. 乳类及乳制品的卫生管理**

(1)乳类及乳制品的主要卫生问题:微生物污染以及有毒有害物质污染等。

(2)乳类及乳制品的卫生要求:

①杀菌乳:杀菌乳的卫生质量应达到《巴氏杀菌乳》(GB 19645—2010)的要求。

a. 感官要求:色泽呈乳白色或微黄色,具有乳固有的香味,无异味,呈均匀一致液体,无凝块、无沉淀、无正常视力可见异物。

b. 理化指标:脂肪≥3.1 g/100 g,蛋白质≥2.8 g/100 g,非脂乳固体≥8.1 g/100 g,牛乳酸度为12~18,羊乳酸度为 6~13。

②乳制品:包括炼乳、各种奶粉、酸奶、复合奶、奶酪和含奶饮料等。各种乳制品均应符合相应的卫生标准,卫生质量才能得到保证。《乳品质量安全监督管理条例》规定,禁止在生鲜乳生产、收购、储存、运输、销售过程中添加任何物质;禁止在乳制品生产过程中添加非食品用化学物质或者其他可能危害人体健康的物质;生鲜乳应当冷藏,超过 2 h 未冷藏的生鲜乳,不得销售;乳制品的包装应当有标签,标签应当如实标明产品名称、规格、净含量、生产日期,成分或者配料表,生产企业的名称、地址、联系方式,保质期,产品标准代号,储存条件,所使用的食品添加剂的化学通用名称,食品生产许可证编号等内容。

(三)罐头、冷饮食品的卫生管理

**1. 罐头食品的卫生管理**

(1)罐头食品:指密封容器包装,经严格热杀菌,能在常温条件下长期保存的食品。罐头食品所使用的容器种类很多,常用的有马口铁罐及玻璃罐两种。因为罐头食品长期保存在容器内,食品与容器内壁接触紧密,故要求罐装容器严密坚固,使内容物与外界空气隔绝。容器内壁材料应不与食品起任何化学反应,不致食物感官性质发生改变。所有罐装容器材料不应含有对人体有毒有害的物质。

(2)罐头食品常见材质:

①马口铁罐:马口铁罐内常用化学性质不活泼的锡层作为保护层,但内壁的锡层仍会受高酸性内容物的腐蚀而发生缓慢溶解,大量的溶出锡会引起中毒。番茄酱、酸黄瓜、茄子等少数蔬菜和大部分水果罐头均有较强的侵蚀力,国外报道了多起由水果罐头锡含量过高引起的锡中毒事件。少量锡对人体无明显毒害,但会使食品中的天然色素变色。铁皮镀锡应该均匀完整,罐头底盖之间的橡皮圈必须是食品工业用橡胶。

②玻璃罐:不易腐蚀,能保持食品风味。罐壁透明,可以看到内容物的色泽及形状;其缺点是易碎,导热性和稳定性较差,内容物易变色和褪色,在杀菌和冷却过程中容易破裂。

(3)罐头食品的卫生要求:罐头内容物中重金属的含量规定,锡含量应小于 200 mg/kg,铅含量应小于3 mg/kg,铜含量应小于 10 mg/kg。每批罐头食品出厂前先经保温试验,然后通过敲击和观察,将胖听、漏听及有鼓音的罐头剔除。保温试验后出现胖听的有以下三种情况:第一种是由微生物引起的,又称生物性气胀,是罐头在灭菌过程中不够彻底,以致微生物在罐内生长繁殖而产生气体。第二种是化学性气胀,主要是马口铁受到食品的侵蚀,释放出氢气,在氢气的压力下,罐头发生膨胀,这种罐头重金属含量往往比较高。第三种胀气比较少见,称作物理性气胀,是罐头放在低温下发生冰冻而引起的膨胀。这种罐头食品的质量一般没有什么变化。

**2.冷饮食品的卫生管理**

(1)冷饮食品:包括冰棍(冰糕)、冰激凌、汽水、人工配制的果味水、果味露、果子汁、酸梅汤、食用冰块、散装低糖饮料、盐汽水、矿泉饮料、发酵型饮料、可乐型饮料及其他类似冷饮食品。大多数冷饮食品的主要原料为水、糖、有机酸或各种果汁,另外加有少量的甜味剂、香料、色素等食品添加剂。因而除少量奶、蛋、糖和天然果汁外,一般考虑的重点不是其营养价值,而是其卫生质量和安全性。

(2)冷饮食品的主要卫生问题:微生物和有害化学物质污染。

冷饮食品一般在加热前污染较严重,虽经加热后细菌数量显著减少;但在制作过程中,随着操作工序的增多,污染也会增加。细菌污染可来自空气中杂菌的自然降落、使用不清洁的用具和容器及制作者个人卫生较差和手的消毒不彻底等。此外,销售过程也是冷饮食品极易被污染的一个环节。

有害化学物质污染主要来自所使用的不合格的食品添加剂,如食用色素、香料、食用胶、人工甜味剂和防腐剂等。另外,在酸度较高的冷饮食品中,有从模具或容器上溶出有害金属而造成化学性污染的可能。

(3)冷饮食品的卫生要求:①管理好原材料,冷饮食品的各种原材料必须符合卫生要求,其中原材料用水应使用自来水或深井水并需经过两次净化、消毒处理,保证达到国家生活饮用水标准;用水果加工而成的果汁应具有平常的香味和色泽,不得使用腐烂、霉变的水果,其农药残留量应符合国家卫生标准;所用砂糖、奶、蛋等原材料均应符合各自的国家卫生标准;在冷饮食品中添加的糖精、香精、色素、防腐剂、乳化剂等添加剂应符合《食品添加剂使用卫生标准》,不准滥用。②管理好生产过程,这是减少细菌污染和保证产品卫生质量的关键。③管理好销售网点。④严格执行产品的检验制度。

## 【拓展阅读】

### 世界卫生组织推荐的食品安全五大要点

第一,保持清洁。培养良好的卫生习惯,勤洗手,做到拿食品前和准备食品期间经常洗手,餐前便后要洗手。清洗和消毒用于准备食品的所有场所和设备。避免虫、鼠及其他动物进入厨房和接近食品。

第二,生熟分开。生的肉、禽和海产品要与其他食品分开。加工食品的刀具、砧板要生熟分开,避免交叉污染。使用器皿储存食品以避免生熟食品互相接触。

第三,烧熟煮透。食品要彻底做熟,尤其是肉类、禽类、蛋类和海产品。汤、煲等食品要注意确保达到70 ℃。肉类和禽类的汁水要澄清,而不能是淡红色的。熟食再次加热要彻底。

第四,保持食品的安全温度。熟食在室温下不得存放2 h以上。所有熟食和易腐烂的食品应及时冷藏(最好在5 ℃以下)。熟食在食用前应保持适宜的温度(60 ℃以上)。食品在冰箱中也不能储存过久。冷冻食品不要在室温下解冻。

第五,使用安全的水和原材料。饮食用水要达标。挑选新鲜和有益健康的食品。选择经过安全加工的食品,例如经过低热消毒的牛奶。水果和蔬菜要洗干净,尤其是生食时。不吃超过保鲜期的食品。

## 二、食品的标志

**1.无公害农产品标志**　无公害农产品是绿色食品和有机食品发展的基础,是把有毒有害物质控制在一定范围内,主要强调安全性。无公害农产品标志(图3-1)标准颜色为绿色和橙色,图案由麦穗、对勾和"无公害农产品"字样组成。麦穗代表农产品,对勾表示合格,橙色寓意成熟和丰收,绿色象征环保和安全。

**2.绿色食品标志**　绿色食品标志(图3-2)由三部分构成,即上方的太阳、下方的叶片和中心的蓓蕾,象征自然生态;颜色为绿色,象征着生命、农业、环保;图形为正圆形,意为保护。与环境保护有关的事物,国际上通常都冠以"绿色"字样,目的是突出这类食品与良好的生态环境有关,涉及食品的事物定名为"绿色食品"。绿色食品的级别比"无公害农产品"高。

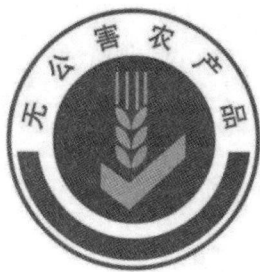

图 3-1 无公害农产品标志　扫码看彩图

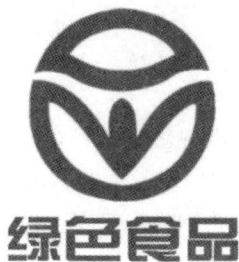

图 3-2 绿色食品标志　扫码看彩图

**3. 有机食品标志**　有机食品标志（图 3-3）采用国际通行的圆形构图，以手掌和叶片为创意元素，包含两种景象，一是一只手向上持着一片绿叶，寓意人类对自然和生命的渴望；二是两只手一上一下握在一起，将绿叶拟人化为自然的手，寓意人类的生存离不开大自然的呵护，人与自然需要和谐美好的生存关系。有机食品包括粮食、蔬菜、水果、乳制品、水产品、禽畜产品、调料等。这类食品在生产加工过程中不得使用人工合成的化肥、农药和添加剂。对生产环境和品质控制要求非常严格，是更高标准的安全食品。目前，在我国产量还非常少。

**4. 保健食品标志**　我国保健食品专用标志，为天蓝色，呈帽形，业界俗称"蓝帽子"，也称"小蓝帽"（图 3-4）。蓝帽产品是由国家市场监督管理总局批准的保健食品标志。正规的保健食品会在产品的外包装盒上标出天蓝色的，形如"蓝帽子"的保健食品专用标志。下方会标注出该保健食品的批准文号，或者是"国食健字【年号】××××号"，或者是"卫食健字【年号】××××号"。

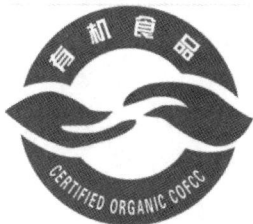

图 3-3 有机食品标志　扫码看彩图

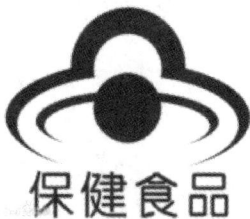

图 3-4 保健食品标志　扫码看彩图

## 【课程思政板块】

### "大食物观"

"要树立大食物观"，习近平总书记 2022 年 3 月 6 日在参加全国政协十三届五次会议农业界、社会福利和社会保障界委员联组会时讲到的这个观点引人关注。

2015 年中央农村工作会议提出"树立大农业、大食物观念"，2016 年中央一号文件写入"树立大食物观"，作为推动农业供给侧结构性改革的重要内容。

2017 年中央农村工作会议，习近平总书记指出，"老百姓的食物需求更加多样化了，这就要求我们转变观念，树立大农业观、大食物观，向耕地草原森林海洋、向植物动物微生物要热量、要蛋白，全方位多途径开发食物资源"。

政协联组会上，习近平总书记进一步强调：从更好满足人民美好生活需要出发，在确保粮食供给的同时，保障肉类、蔬菜、水果、水产品等各类食物有效供给，缺了哪样也不行。注重膳食营养搭配，从粗到细再到粗，数量从少到多再到少；主食越来越不"主"、副食越来越不"副"……从"吃得饱"到"吃得好""吃得健康"，反映的是我国人民生活水平的不断提高。

顺应人民群众食物结构变化趋势，让老百姓吃得更好、吃得更健康，正是树立"大食物观"的出发点和落脚点。

小组活动：每个人每日都要摄取各种营养素，以维持良好的健康状况，讨论如何做到均衡饮食。

Note

## 同步练习

### 一、单项选择题

1.谷类食物的血糖指数一般是粗粮（    ）细粮。

A.略高于      B.等于      C.低于      D.明显高于

2.建议每日进食的食物种类最好是（    ）。

A.5 种      B.10 种      C.15 种      D.不少于 20 种

3.引起食品腐败的主要原因是（    ）。

A.水分      B.微生物      C.氧      D.紫外线

4.食物的科学储存方法不包括（    ）。

A.常温储存法      B.低温储存法

C.高温储存法      D.风干储存法

### 二、多项选择题

1.常见的膳食结构类型有（    ）。

A.动植物性食物平衡的膳食结构

B.以植物性食物为主的膳食结构

C.以动物性食物为主的膳食结构

D.地中海膳食结构

2.我国居民膳食与营养健康说法正确的有（    ）。

A.深色蔬菜摄入不足      B.烹调用盐和油的摄入量持高

C.食物浪费严重      D.大豆类摄入充足

### 三、判断题

1.畜禽肉类中的蛋白质含量一般为 10％～20％。（    ）

2.大米淘洗次数越多,浸泡时间越长越好。（    ）

3.馒头中面粉的营养价值比面包中面粉的营养价值高。（    ）

Note

# 第四章

# 营养调查与评价

## 第一节　膳食调查与评价

**【情景导入】**

张婆婆,85 岁,患糖尿病 2 年余,平时特别喜欢吃面食,不喜欢吃蔬菜和水果,经常便秘,血糖控制不稳定,波动较大,体重近 1 月下降 2 kg。为了让张婆婆有一个健康的生活饮食习惯,其家属请营养师提供指导建议。

请问营养师应该怎么做?

膳食调查主要是调查个体或群体在一定时间内摄入食物的种类、数量或频率等,根据《中国食物成分表》计算出每人每日所摄入的能量和各种营养素的量,将所得数据与膳食营养素推荐摄入量进行比较,以此来判断被调查对象的能量和各种营养素摄入量是否满足其营养需求。膳食调查是营养评估中不可缺少的一步,对于了解被调查对象的营养状况有着十分重要的作用。

### 一、体格测量与评价

(一)常用的人体测量指标和方法

**1. 身高**

(1)测量工具:身高计。

(2)测量部位:头顶到脚掌的高度。

(3)测量方法:被测者赤足,立正,足跟、骶骨部及两肩胛与立柱相接触,耳屏上缘与眼眶下缘最低点呈水平位,将水平压板轻轻沿立柱下滑轻压被测者头顶,读数。

**2. 体重**

(1)测量工具:体重计。

(2)测量部位:全身总重量。

(3)测量方法:测量前 1 h 禁食,排空尿液、粪便,脱去衣服、鞋袜、帽子等,安静地站在秤盘中央,读数。

**3. 腰围**

(1)测量工具:塑料软尺。

(2)测量部位:髂前上棘和肋骨下缘连线中点。

(3)测量方法:被测者直立,双手自然下垂,软尺绕标记一圈,读数。成人腰围是衡量中心性肥胖(苹果型肥胖)最为简单、直观的指标。WHO 建议中国人腰围:男性正常值为 90 cm 以内,女性为 80 cm 以内。中国肥胖问题工作组建议中国成年男性腰围≥85 cm,女性腰围≥80 cm,则可认定为中心性肥胖。

**4. 臀围、腰臀比**

(1)测量工具:塑料软尺。

(2)测量部位:耻骨联合和臀大肌。

(3)测量方法:被测者直立,双手自然下垂,测量耻骨联合和背后臀大肌最凸处。腰臀比＝腰围(cm)/臀围(cm)。标准的腰臀比为男性<0.8,女性<0.7;我国建议男性腰臀比>0.9,女性腰臀比>0.8,则可称为中心性肥胖,又称内脏型、腹内型肥胖。

**5. 胸围**

(1)测量工具:塑料软尺。

(2)测量部位:

男性:两乳头下缘。

女性:以胸骨中线第4肋高度为水平固定点。

(3)测量方法:正常成人测量胸围以两乳头下缘或胸骨中线第4肋高度为水平固定点,右手拉软尺,使其绕经右侧后背的两肩胛下角下缘回到固定点,读数。

**6. 皮褶厚度(skinfold thickness)**

(1)测量工具:皮褶厚度计。

(2)测量部位:三头肌皮褶厚度、肩胛下角皮褶厚度以及腹部皮褶厚度。

(3)测量方法:被测者直立,双手自然下垂,取左(或右)上臂背侧、肩峰与尺骨鹰嘴连线中点上方2 cm处,用左手拇指和中指将皮肤和皮下组织夹提起来,在其下方1 cm处,用皮褶厚度计测量,读数。三头肌皮褶厚度,男性正常值为8.3 mm,女性为15.3 mm。

当实测值大于正常值的90%为营养正常,80%～90%为轻度营养不良,60%～79%为中度营养不良,小于60%为重度营养不良,超过120%为肥胖。如果三头肌皮褶厚度小于5 mm,则表示体脂肪已消耗殆尽。

**7. 上臂围、上臂肌围**

(1)测量工具:塑料软尺。

(2)测量部位:左上臂肩峰至鹰嘴连线的中点。

(3)测量方法:被测者直立,双手自然下垂,所测得的左上臂肩峰至鹰嘴连线的中点的臂围长度即为上臂围;上臂肌围(cm)＝上臂围(cm)－3.14×肱三头肌皮褶厚度(cm),成年男性上臂围正常值为27.5 cm,女性为25.8 cm;成年男性上臂肌围正常值为25.3 cm,女性为23.2 cm。当实测值大于正常值的90%为营养正常,80%～90%为轻度营养不良,60%～79%为中度营养不良,小于60%为重度营养不良。

(二)体重指数(BMI)的计算

**1. 体重的计算**

(1)标准体重的计算:将标准体重与实际体重进行对比,可对个体的肥胖度进行比较。计算公式如下。

Broca改良公式:标准体重(kg)＝身高(cm)－105。

平田公式:标准体重(kg)＝[身高(cm)－100]×0.9。

男性标准体重的计算一般采用Broca改良公式,女性标准体重可采用Broca改良公式－2.5或直接采用平田公式进行计算。

(2)标准体重百分率的计算:

标准体重百分率(%)＝[实际体重(kg)－标准体重(kg)]/标准体重(kg)×100%

标准体重百分率的评价标准如表4-1所示。

表 4-1　标准体重百分率的评价标准

| 标准体重百分率 | 评价结果 |
|---|---|
| ≥50% | 重度肥胖 |
| 30%～49% | 中度肥胖 |
| 20%～29% | 轻度肥胖 |
| 10%～19% | 超重 |
| −10%～10% | 体重正常 |
| −20%～−11% | 轻度营养不良 |
| −30%～−21% | 中度营养不良 |
| <−30% | 重度营养不良 |

**2. BMI 的计算**

(1)BMI 的计算公式:BMI＝体重(kg)/[身高(m)]$^2$。

BMI 可以比较敏感地反映机体的胖瘦程度,与皮褶厚度、上臂围等营养状况指标有较好的相关性。

(2)BMI 的评价标准:BMI 的评价标准有多种,世界各国广泛采用 WHO 成人标准,我国参考国内发布的成人标准,详见表 4-2。

表 4-2　BMI 的评价标准

| 评价结果 | WHO 成人标准/(kg/m²) | 亚洲成人标准/(kg/m²) | 中国成人标准/(kg/m²) |
|---|---|---|---|
| 体重过轻 | <18.5 | <18.5 | <18.5 |
| 正常范围 | 18.5～24.9 | 18.5～22.9 | 18.5～23.9 |
| 超重 | 25.0～29.9 | 23.0～24.9 | 24.0～27.9 |
| 肥胖 | ≥30.0 | ≥25.0 | ≥28.0 |
| 一级肥胖 | 30.0～34.9 | — | — |
| 二级肥胖 | 35.0～39.9 | 25.0～29.9 | — |
| 三级肥胖 | ≥40.0 | ≥30.0 | — |

18 岁以下青少年 BMI 的参考值:11～13 岁,BMI<15.0 kg/m² 时存在蛋白质-能量营养不良,BMI<13.0 kg/m² 为重度营养不良;14～17 岁,BMI<16.5 kg/m² 时存在蛋白质-能量营养不良,BMI<14.5 kg/m² 为重度营养不良。

注意:BMI 虽适用于成人的营养状况评估,但对于年龄<18 岁的未成年人、特殊职业人群(如运动员、健身教练等高肌肉含量人群)、孕妇或哺乳期妇女等人群是不适用的,且在使用 BMI 对老年人群进行营养状况评估时,该值会有适当的增加。

要计算 BMI,必须获得测量对象的身高和体重,而对于一些无法站立的特殊人群,如长期卧床患者或者长期依靠轮椅生活者,可以选用卧床体重计或轮椅体重秤的方式测得其体重,然后再测量其卧位身高,从而粗略地计算出他们的 BMI。

**二、膳食调查与计算**

膳食调查与计算常见的方法有称重法、记账法、询问法、食物频率法以及化学分析法等,其中最常使用的方法是询问法中的 24 h 膳食回顾法。

(一)称重法

称重法也称称量法,是指通过准确称量掌握被调查对象在调查期间(一般为 3～7 日)每日每餐各种食物的消耗量,从而计算出每人每日各种营养素的摄入量。被调查对象在调查期间所有进食的食物都应该被详细记录并称重。该法能精确计算出被调查对象每日的食物摄入总量,也能反映被调查对象一日三餐食物的分配情况,适用于个体、家庭和团体的膳食调查,但费时费力,不适合大规模的调查。

**(二)记账法**

记账法适用于具有详细膳食账目的集体单位,如机关、学校等。该法通过查账或记录本单位一定时间所消耗的各种食物的总量以及用餐总人数,参考食物成分表计算出各种食物所提供的能量和各类营养素含量,计算出平均每人每日所摄入的能量和营养素含量。如果被调查者在年龄、性别、劳动强度上差别较大时,则必须折算成相应"标准人"(指从事轻体力劳动、体重为 60 kg 的成年男性)每人每日各种食物的摄入量。该法一般以 1 个月为单位,可根据实际需求增加为 3 个月、6 个月或者 1 年等。

**(三)询问法**

询问法又称回顾法,通过询问并记录被调查对象 24 h 内各类食物的摄入情况进行回顾调查,一般调查 3 天以上,获得其各类食物的摄入量,再根据食物成分表计算出相应的能量和各类营养素摄入量。由于成人一般在 24h 内对于所摄入的食物有较好的记忆,所以一般认为 24h 内的膳食调查所获得的资料比较可靠,称为 24 h 膳食回顾法。该法简单,容易操作,但所得资料比较粗略,有时需要借助食物模型、食物图谱等对食物摄入量进行计算和评价。

**(四)食物频率法**

食物频率法是指收集被调查对象过去一段时间内(数周、数月或数年)各种食物的消费频率及数量,从而获得被调查者长期食物摄入种类和营养素平均摄入量。该法所获得的是个人的长期膳食习惯,其结果可以作为研究慢性病与膳食模式之间关系的依据。

**(五)化学分析法**

化学分析方法可以测定被调查对象在一定时间内所摄入食物的能量和营养素的数量及质量。根据样品的收集方式不同,化学分析法可以分为双份饭法和双份原料法。该法需要配备专门的仪器设备和专业人员,成本较高,不适用于大规模的膳食调查。

不同膳食调查方法的适用范围和优缺点见表 4-3。

**表 4-3　不同膳食调查方法的比较**

| 调查方法 | 优点 | 缺点 | 调查时间 | 适用范围 |
|---|---|---|---|---|
| 称重法 | 测量精确,调查细致,能够准确地反映被调查对象三餐及加餐中各类食物的摄入总量 | 需要较多的人力、物力和时间,投入成本较高 | 3～7 日 | 个人、家庭、特殊工作人员或小规模团体 |
| 记账法 | 数据获得比较简单,不需要过多的人力、物力和时间 | 所得结果是个体膳食摄入的平均值,不能分析个体具体的膳食摄入情况 | 1 个月 | 适用于有详细膳食账目的集体单位,如学校、部队、机关等 |
| 24 h 膳食回顾法 | 简单易行,省时、省人、省物 | 结果全凭被调查对象的主观回忆,容易产生回忆偏倚 | 1 日 | 个体或特殊人群,如患者、老年人、散居儿童等 |
| 膳食史回顾法 | 样本量大,省人、省物,利于全面研究被调查对象的膳食习惯,对于营养流行病学调查研究和慢性病研究有重要意义 | 调查需要在专业人士的指导下进行 | 时间为 1 个月、6 个月、1 年或者更长 | 调查不同文化群体的膳食摄入量 |

续表

| 调查方法 | 优点 | 缺点 | 调查时间 | 适用范围 |
|---|---|---|---|---|
| 食物频率法 | 应答率高,经济、方便 | 量化不准确(一般偏高),调查时容易出现食物遗漏 | 大于1个月 | 用于分析个体膳食结构与相关疾病的发生情况 |
| 化学分析法 | 测量结果准确 | 需要配备相应的仪器设备和专业人员,操作复杂 | — | 小样本且需要进行精确测定 |

各种膳食调查方法均有其优点和缺点,没有一种膳食调查方法可以适用于所有调查研究。因此,在进行膳食调查时,应根据调查对象、研究目的、调查规模等,结合实际情况选择相应的膳食调查方法,从而使调查结果更为精确、可靠。

### 三、食谱编制与膳食评价

(一)食谱编制

**1. 食谱编制的原则**　总的原则是满足平衡膳食和合理营养的要求。

(1)保证营养平衡,能满足个体或群体每日膳食营养素和能量的供给,且食物种类要充足、搭配要合理,各营养素之间的比例要适当。

(2)三餐及加餐的安排要合理,建立良好的饮食制度。通常来讲,早餐应占全天总能量的25%～30%,午餐占40%,晚餐占30%～35%。特殊情况下,可根据具体情况进行合理安排。

(3)要充分考虑食物的烹调方法,以减少烹调加工过程中营养素的损失。

(4)在不违反营养学原则的前提下,还需要充分考虑受众的饮食习惯。

(5)要考虑气候、季节等因素的影响,根据市场供应情况尽量安排当季食物。

(6)充分考虑受众的经济条件。

**2. 食谱编制的方法**　食谱编制有个体或群体之分,群体食谱编制方法较为复杂,故本节重点讲解个体食谱的编制方法及步骤。常见的食谱编制方法有以下三种:营养成分计算法、食物交换份法和电脑软件编制法,下面着重介绍营养成分计算法的步骤。

(1)确定能量和营养素目标:首先,根据个体的特点和需求,判断个体属于健康个体还是非健康个体,参考推荐摄入量(RNI)或适宜摄入量(AI),确定一段时间内平均膳食需要的能量和营养素。通常情况下,健康个体可根据其年龄、性别、劳动强度等,直接选用中国居民膳食营养素参考摄入量的 RNI 和 AI 来确定。对非健康个体而言,则需要考虑其疾病因素的影响,制订出符合其疾病需求的能量和营养素,并根据疾病或营养状况的变化情况做出适当的调整。

(2)选择食物达到设定目标量:健康个体的食物选择可参考《中国居民膳食指南(2022)》。该指南适用于 2 岁以上的所有健康人群,同时可参考《中国居民膳食营养素参考摄入量(2013 版)》来对个体的全日能量及各种营养素摄入量进行定量。

该指南推荐每日的膳食应该包括谷薯类、蔬菜水果类、鱼禽肉蛋奶类、大豆坚果类等食物。建议个体每日应摄入 12 种以上,每周 25 种以上的食物,具体内容如下。

①每日摄入谷薯类食物 200～300 g,其中包含全谷物和杂豆类 50～150 g,薯类 50～100 g。

②蔬菜水果、全谷物和乳制品是平衡膳食的重要组成部分。餐餐有蔬菜,保证每日摄入不少于 300 g 的蔬菜,其中深色蔬菜应占 1/2;保证每日摄入 200～350 g 的新鲜水果,果汁不能代替鲜果。吃各种各样的乳制品,摄入量相当于每日 300 mL 以上的液态奶。常吃全谷物、大豆制品,适量吃坚果。

③吃适量的鱼类、禽类、蛋类和瘦肉,每周最好吃鱼 2 次或 300～500 g,畜禽肉 300～500 g,蛋类 300～350 g,平均每日摄入总量在 120～200 g。优先选择鱼类,少吃肥肉、烟熏和腌制肉制品。

④培养清淡饮食习惯,少吃高盐和油炸食品。成人每日摄入食盐不超过 5 g,烹调油控制在 25~30 g;控制添加糖的摄入量,每日不超过 50 g,最好控制在 25 g 以下;反式脂肪酸每日摄入量不超过 2 g。

⑤足量饮水,保证摄入充足的水分,低身体活动水平的成年男性每日喝水 1700 mL,成年女性每日喝水 1500 mL。提倡饮用白开水或茶水,少喝或不喝含糖饮料;儿童青少年、孕妇、哺乳期妇女以及慢性病患者不应饮酒。成人如饮酒,一天的酒精摄入量不超过 15 g。

非健康个体的食物选择可根据实际设定的营养目标,在此基础上进行相应的增减,食物的选择可参考以下顺序:谷薯类、鱼禽肉蛋奶类、蔬菜水果类、大豆坚果类等。

(3)食谱编制步骤(举例):应用营养成分计算法给一名 50 岁女性教师编制食谱。

①通过《中国居民膳食营养素参考摄入量(2013 版)》查出 50 岁轻体力劳动女性能量供给为 1750 kcal/d。

②分别计算出三大产能营养素的每日需要量,以蛋白质供能 12%,脂肪供能 25%,碳水化合物供能 63%进行计算。

$$蛋白质=1750×12\%÷4=52.5(g)$$
$$脂肪=1750×25\%÷9≈48.6(g)$$
$$碳水化合物=1750×63\%÷4≈275.6(g)$$

③计算主食用量:主食主要以粮谷类为主。一般每 25 g 米、面等主食能产热 90 kcal 左右,故根据全日碳水化合物量计算可得全日主食用量为:$1750×63\%÷90×25≈306.3(g)$。

④计算副食用量:确定主食用量后可计算出主食中蛋白质含量约为 25 g(每 25 g 主食中约含有 2 g 蛋白质),然后用总的蛋白质摄入量减去主食中的蛋白质含量,利用剩余的蛋白质含量来确定牛奶、鸡蛋、肉类等主要副食的摄入量,然后分别计算出这几类主要副食的脂肪和能量的含量。最后,通过查阅食物成分表中的豆类、蔬菜、水果、蛋类、油脂等营养素和能量的含量,可粗略计算出其他食物的适宜用量。

⑤将上述步骤所算出的主副食含量按照适宜的比例合理地分配在一日三餐中,编制相应的一日食谱。

⑥一日食谱编制完成后,再次将食谱和食物成分表进行查对,如果某种或某些营养素的量与 RNI 差距过大,则应对食谱进行相应的调整使其基本符合 RNI。

⑦编制周食谱,可以通过食物交换份法对一日食谱进行调整,编排出周食谱。

(二)膳食评价

膳食评价的目的在于检验所编制的食谱的合理性及可操作性,从而提高受众的接受程度和依从性,是食谱编制工作中不可缺少的一个环节。膳食评价应包括以下内容。

(1)与中国居民平衡膳食宝塔相比,食物种类是否多样化,数量是否充足。

(2)对比《中国居民膳食营养素参考摄入量(2013 版)》,全日总能量和各类营养素摄入量是否能满足个体的营养需求。

(3)三大产能营养素的分配是否合理,其中优质蛋白质摄入量是否充足,脂肪食物来源分配是否合理。

(4)食物的烹调加工方式是否合理,三餐及加餐的安排是否得当。

(5)食谱的可操作性能否满足受众的实际需求,如季节性、实施难度、饮食偏好及经济条件等。

# 第二节　营养风险筛查与评定

【情景导入】

刘爷爷,85 岁,"左侧肢体活动功能障碍伴言语不清 10 余天"入院,诊断"急性脑梗死"。自患病以来,精神差,饮食、睡眠差,大小便偶有失禁,近半年体重较前下降10%,目前身高170 cm,体重49 kg。

临床医生请营养科会诊进行膳食指导,请问营养师第一步应该做什么?

良好的营养状况是老年人生存优势的有力指标,营养状况决定了老年人的健康、独立性和生活质量,应重视筛查和评估老年人营养不良状况,并将纠正营养不良作为首要治疗目的。

重视老年人的营养筛查和评估,采取科学的营养管理和预防措施,对老年人的健康和福祉至关重要。使用营养不良筛查工具进行系统筛查,有助于识别可能存在营养不良风险的个人,从而进行营养不良及其后果的预防治疗。

营养风险筛查是临床营养支持的重要组成部分,应用良好的营养评价工具和正确的评价方法可以及时发现营养不良或有潜在营养不良风险的患者。由于缺乏灵敏度和特异度均较理想的适用于各类患者营养评价的"金标准",临床上可依据筛查对象特点和评估目的选择适当工具。

## 一、营养风险筛查

(一)相关定义

**1. 营养风险(nutritional risk)** 2003年欧洲肠外肠内营养学会(European Society of Parenteral and Enteral Nutrition,ESPEN)将营养风险定义为现存的或潜在的与营养因素相关的导致患者出现不利临床结果的风险。值得注意的是,这里所强调的营养风险,是指与营养因素有关的、出现临床并发症的风险,而不是出现营养不良的风险。

所以,ESPEN的营养风险概念是与临床结果密切相关的,是通过及时发现患者的营养风险,来预测患者可能的临床结果及监测患者对临床营养支持的效果。这与营养不良的风险(risk of malnutrition)是截然不同的两个概念。

**2. 营养风险筛查(nutritional risk screening)** 美国营养师协会(American Dietetic Association,ADA)指出,营养风险筛查是发现患者是否存在营养问题和是否需要进一步进行全面营养评估的过程。美国肠外肠内营养学会(American Society for Parenteral and Enteral Nutrition,ASPEN)认为,营养风险筛查是识别与营养问题相关特点的过程,目的是发现个体是否存在营养不足和有营养不足的危险。

ESPEN认为,营养风险筛查是一个快速而简单的过程,通过筛查如果发现患者存在营养风险,即可制订营养计划。如果患者存在营养风险但不能实施营养计划和不能确定患者是否存在营养风险时,需进一步进行营养评估。

由此可见,欧美学会对营养风险筛查的定义有显著差异:美国学会(ADA、ASPEN)的定义是发现营养不足的过程,而欧洲学会(ESPEN)则认为是发现营养风险的过程。

营养风险筛查指标的选择原则:选择筛查指标时要考虑到其有效性(每项指标应当与营养直接相关)、可靠性(测量者之间测量的结果差异小)、实用性(快速、简便合理)、指导性(有明确的筛查结论,可影响医疗方案)。

目前,在临床工作中应用的营养风险筛查工具有多种,如营养风险筛查2002(NRS2002)、主观全面评定(SGA)、微型营养评价(MNA)、营养风险指数(NRI)以及儿科营养不良评估筛查工具(STAMP)等。

**3. 营养评估** 营养评估(nutritional assessment)是在大量临床资料中收集相关资料,如一般状况、饮食情况、身体测量指标和生化指标等按营养状况对患者进行分类(营养良好或营养不良),并评估患者营养不良的程度,从而进行相应的营养治疗。

(二)常见临床体征与可能缺乏营养素的关系

营养缺乏病临床检查是确定被调查对象是否患营养缺乏病的依据。

营养缺乏病是指长期缺乏一种或多种营养素而造成的严重营养低下,并出现各种相应的临床表现或病症。营养缺乏病可分为原发性营养缺乏病和继发性营养缺乏病,前者是由营养素摄入不足所致,后者则可能是由消化吸收不良、体内利用障碍、营养素需要量增加或排泄过多所致。营养缺乏病的发生是一个渐进的过程,在营养缺乏病形成之前,若进行合理的营养评估,及时发现营养问题并采取预防措施,完全可以预防营养缺乏病的发生。

营养缺乏病的诊断依赖于膳食调查、病史、体格检查和实验室检测。各种营养缺乏病的症状和体征也因发展阶段的不同而有所区别,每一种营养素长期摄入不足都会引起相应的特征性改变,但对某一个体来说,可能会同时存在一种或多种营养素摄入不足引起的症状和体征的变化。常见营养缺乏病的临床体征见表4-4。

**表 4-4 常见营养缺乏病的临床体征**

| 部位 | 体征 | 缺乏的营养素 |
| --- | --- | --- |
| 全身 | 消瘦,皮下脂肪消失或水肿,发育不良 | 蛋白质、锌 |
| | 贫血 | 蛋白质、铁、叶酸、维生素 $B_{12}$、维生素 $B_6$、维生素 $B_2$、维生素 C |
| 皮肤 | 干燥,毛囊角化 | 维生素 A |
| | 毛囊四周出血点,毛囊角化(维生素 A 治疗无效) | 维生素 C |
| | 癞皮病 | 烟酸 |
| | 阴囊炎,脂溢性皮炎 | 维生素 $B_2$ |
| 眼睛 | 比托斑,角膜干燥、软化,夜盲症 | 维生素 A |
| 唇 | 口角炎,口唇炎 | 维生素 $B_2$ |
| 口腔 | 齿龈炎(紫红、肿胀、压痛、出血) | 维生素 C |
| | 舌炎(肿胀、紫红、裂纹、乳头肥大或萎缩) | 维生素 $B_2$、烟酸 |
| | 地图舌 | 维生素 $B_2$、烟酸、锌 |
| 指甲 | 匙状甲 | 铁 |
| 骨骼 | 前囟大,方颅,鸡胸,肋骨串珠,X 形腿或 O 形腿,四肢长骨端肿胀 | 维生素 D、钙、维生素 C |
| 神经 | 肌肉无力,多发性神经炎(四肢末端蚁行感),肌肉酸痛(腓肠肌压痛) | 维生素 $B_1$ |

**(三)常用的人体营养状况生化检测指标**

**1. 白蛋白(ALB)** 正常范围为 35~50 g/L。白蛋白主要反映身体整体状态,白蛋白增高常见于血液浓缩如腹泻、呕吐、大量出汗等;白蛋白降低常见于因摄入不足或消化吸收不良引起的营养不良,恶性肿瘤等导致的消耗增加,急性或慢性肝脏疾病等导致的合成障碍,慢性胃肠道疾病导致的蛋白质丢失或遗传性缺陷等。血清白蛋白浓度受饮食中蛋白质摄入量的影响,外源性蛋白质如人血白蛋白也可直接影响其结果。对于病情进展迅速的患者,白蛋白指标无法有效反映疾病急性期的代谢特征,需要其他营养相关指标辅助诊断。

**2. 前白蛋白(PA)** 正常范围为 0.2~0.4 g/L。前白蛋白是肝细胞合成的糖蛋白,在肝脏停止合成后,可迅速下降,对肝功能变化敏感性较好。前白蛋白增高常见于甲状腺功能亢进症等;而肝硬化、急性肝炎、慢性活动性肝炎、恶性肿瘤、慢性感染、创伤、营养不良等可导致前白蛋白降低。前白蛋白是反映肝脏损害的早期灵敏指标,其结果受营养状况和肝功能改变的影响,敏感性好、特异性强,能够很好地反映患者的肝损伤、代谢。

**3. 转铁蛋白(TRF)** 正常范围为 2.2~4.0 g/L。当出现炎症、再生障碍性贫血、恶性病变、营养不良、慢性肝脏疾病等时,转铁蛋白会降低;转铁蛋白增高主要见于缺铁性贫血,再生障碍性贫血时血浆转铁蛋白正常或降低。

**4. 血红蛋白(HB)** 正常范围:男性 120~160 g/L,女性 110~150 g/L,新生儿 170~200 g/L。

血红蛋白升高常见于真性红细胞增多症、代偿性红细胞增多症(如青紫型先天性心脏病、慢性肺心病、脱水等);当出现贫血、严重营养不良、白血病、脾功能亢进等,以及产后、手术后、大量失血时,血红蛋白会降低。

## 二、营养评价相关量表

(一)儿科营养不良评估筛查工具

**1. 概述** 儿童生长发育受遗传和环境影响,其中,营养状况对于婴幼儿生长发育十分重要。儿科营养不良评估筛查工具(screening tool for the assessment of malnutrition in pediatrics,STAMP)从疾病风险、营养摄入、生长情况三个维度进行。其中,生长情况根据 WHO 的儿童生长标准身高体重 Z 值(WHZ)确定。总分 1 分及以下者,为低度营养风险;2~3 分者,为中度营养风险;4 分或以上者,提示存在高度营养风险。

**2. 操作方法与标准** 详见表 4-5。

表 4-5 儿科营养不良评估筛查工具

姓名:　　　性别:　　　年龄:　　　病区:　　　床号:　　　住院号:

| 评分项目 | | 分值 | 评分 | | |
|---|---|---|---|---|---|
| | | | 1 次 | 2 次 | 3 次 |
| 疾病风险 | 大手术、吞咽困难、肠衰竭/顽固性腹泻、肾病/肾衰竭、克罗恩病、囊性纤维化、烧伤/严重创伤、肝脏疾病、积极治疗中的肿瘤、先天性代谢异常、多种食物过敏/不耐受 | 3 分 | | | |
| | 小手术、饮食行为问题、心脏病、糖尿病、神经肌肉疾病、精神疾病、脑瘫、胃食管反流、唇/腭裂、呼吸道合胞病毒感染、乳糜泻、单一食物过敏/不耐受 | 2 分 | | | |
| | 正常营养需求 | 0 分 | | | |
| 营养摄入 | 未进食 | 3 分 | | | |
| | 较前进食减少一半及以上 | 2 分 | | | |
| | 较前无变化或营养摄入良好 | 0 分 | | | |
| 生长情况 | WHZ(BMI)$<-3$ | 3 分 | | | |
| | $-3<$WHZ(BMI)$<-2$ | 2 分 | | | |
| | $-2<$WHZ(BMI) | 0 分 | | | |
| STAMP 评分 | | | | | |
| 筛查日期 | | | | | |
| 筛查医生签字 | | | | | |

注:①分数≥4 分:高风险,须进行营养诊疗,请通知营养科医生会诊。

②分数 2~3 分:中风险,须连续 3 天监测营养摄入情况,3 天后再行筛查。

③分数 0~1 分:低风险,可继续常规临床治疗,每周监测。

(二)营养风险筛查 2002

**1. 概述** 营养风险筛查 2002(nutritional risk screening 2002,NRS2002)是 2003 年丹麦学者(Kondrup J,Rasmussen H H,Hamberg O)、瑞士学者(Stanga Z)及欧洲肠外肠内营养学会(ESPEN)特别工作组提出的一种营养筛查方法。中华医学会肠外肠内营养学分会推荐在住院患者中使用 NRS2002 作为营养筛查的首选工具,其适用对象为 18~90 岁、住院过夜、入院次日 8 时前未进行急诊手术、神志清楚、愿意接受筛查的成年住院患者。

NRS2002 主要包括四个方面的评估内容,即人体测量(体重指数)、近期体重变化、膳食摄入情况和疾病的严重程度。NRS2002 评分由三个部分构成：营养状态受损评分、疾病严重程度评分和年龄评分（若患者大于 70 岁，加 1 分），三个部分评分之和为总评分。总评分为 0～7 分，若 NRS2002 的评分大于等于 3 分，可确定患者存在营养不良风险。

NRS2002 相较于其他方法突出的优点在于能预测营养不良的风险，并能前瞻性地动态判断患者营养状况的变化，便于及时反馈患者的营养状况，并为调整营养支持方案提供证据。有研究显示，应用 NRS2002 发现存在营养风险的患者，给予营养支持后，其临床预后优于无营养风险的患者，可改善临床结局，如缩短患者住院时间等。NRS2002 简便、易行，能进行医患沟通，通过问诊和简便测量，即可在 3 min 内迅速完成，因无创、无医疗耗费，故患者易于接受。

**2. 操作方法与标准**　详见表 4-6。

表 4-6　营养风险筛查 2002

姓名：_____　性别：_____　年龄：_____　科室：_____　床号：_____　住院号：_____

身高：____ cm　体重：____ kg　小腿围：____ cm　主要诊断：_____

（一）营养状态受损评分　　　　　　　　　　　　　　　　　　　　　　　　　　　小结____分

| 项目 | 评分标准 | 是 | 否 | 评分 |
|---|---|---|---|---|
| BMI | $<18.5\text{kg/m}^2$　　　　　　（3 分）<br>若严重胸腹水、水肿得不到准确 BMI 时，用白蛋白替代，即$<30$ g/L　　　　（3 分） | | | |
| 在最近 3 个月是否有体重减轻 | 体重下降$>5\%$是在：<br>3 个月内（1 分）；2 个月内（2 分）；1 个月内（3 分） | | | |
| 在最近一周内是否有膳食摄入减少 | 较从前减少：<br>25%～49%（1 分）；50%～74%（2 分）；75%～100%（3 分） | | | |

注：小结得分取表中 1 个最高评分值；若以上项目均不符合评分标准者，小结得分为 0 分。

（二）疾病严重程度评分　　　　　　　　　　　　　　　　　　　　　　　　　　　小结____分

| NRS2002 列出了有文献支持的疾病诊断 | | 是 | 否 | 评分 |
|---|---|---|---|---|
| 营养需要量轻度增加 | 髋骨骨折，慢性疾病有急性并发症，肝硬化，慢性阻塞性肺疾病（COPD），血液透析，糖尿病 | | | 1 |
| 营养需要量中度增加 | 腹部大手术，脑卒中，严重肺炎，血液恶性疾病 | | | 2 |
| 营养需要量重度增加 | 颅脑损伤，骨髓移植，ICU 住院患者（APACHE$>10$ 分） | | | 3 |

注：①对于符合上述列出的明确诊断者，则无须评价下表。
②对于不符合上述列出的明确诊断者，请参考下表标准，依照调查者的理解进行评分。

| 疾病严重程度 | | 是 | 否 | 评分 |
|---|---|---|---|---|
| 轻度 | 慢性病患者因出现并发症而住院治疗。患者虚弱但无须卧床。蛋白质需要量略有增加，但可以通过口服和补充来弥补 | | | 1 |
| 中度 | 患者需要卧床，如大手术后。蛋白质需要量相应增加，但大多数人仍可以通过人工营养得到恢复 | | | 2 |
| 重度 | 患者在 ICU 中靠机械通气支持。蛋白质需要量增加而且人工营养支持不足以弥补，但是通过适当的人工营养可以使蛋白质分解和氮丢失明显减少 | | | 3 |

注：小结得分取表中相应的评分值；若以上项目均不符合疾病营养需要量程度者，小结得分为 0 分。

续表

| (三)年龄评分 | 小结____分 |
|---|---|

评分标准：年龄≤70岁(0分)；年龄＞70岁(1分)。

(四)营养风险总评分：____分(营养状态受损评分＋疾病严重程度评分＋年龄评分)

结果判断：①营养风险总评分≥3分：患者处于营养风险，制订一般性营养支持计划。

②营养风险总评分＜3分：一周后复查营养风险筛查。

营养评估员：_____　　　　　评估时间：____年____月____日____时

### (三)微型营养评价量表

**1. 概述**　在人生的各年龄阶段均可发生营养不良，但是由于社会、心理、衰老、功能、疾病的影响，营养不良在老年人中有最高的发病率。与人生的任何一个阶段相比，老年期是营养不良的高发期。老年人的营养不良不仅发病率高、程度严重，而且诊断率低，误诊、漏诊率高，有报告称在一组住院老年患者中，营养不良的实际发病率为60%，而诊出率仅为36%，接受营养支持者只有8%，出院诊断中却无一人诊断为营养不良。因此，对老年人的营养不良要特别注意和重视。由于老年人的特殊性，普通营养筛查及评估的方法不适用，微型营养评价(MNA)量表就是专门根据老年人特性开发的一种营养筛查与评估工具量表。目前，临床上常用的有MNA量表及简捷版MNA量表(MNA short form，MNA-SF)。研究表明，MNA量表对于社区老年人、护理院老年人及亚急性疾病患者的营养筛查与评估最为有效。

**2. MNA量表操作方法与标准**　详见表4-7。

**表4-7　微型营养评价(MNA)量表**

姓名：_____　性别：_____　年龄：_____　床号：_____　住院号：_____

身高：____cm　体重：____kg　小腿围：____cm　主要诊断：_____

| | 筛查内容(MNA第一部分) | 分值 |
|---|---|---|
| A | 既往3个月内，是否因食欲下降、咀嚼或吞咽等消化问题导致食物摄入减少？<br>0分＝严重的食欲减退　1分＝中等程度食欲减退　2分＝食欲减退 | |
| B | 最近3个月内体重是否减轻？<br>0分＝体重减轻超过3 kg　1分＝不清楚　2分＝体重减轻1~3 kg　3分＝无体重下降 | |
| C | 活动情况如何？<br>0分＝卧床或长期坐着　1分＝能离床或椅子，但不能外出　2分＝能独立外出 | |
| D | 在过去3个月内是否受过心理创伤或罹患急性疾病？<br>0分＝是　　　2分＝否 | |
| E | 是否有神经心理问题？<br>0分＝严重痴呆或抑郁　　1分＝轻度痴呆　　2分＝无心理问题 | |
| F | BMI(kg/m²)是多少？<br>0分＝小于19　1分＝19~20　2分＝21~22　3分＝大于或等于23 | |
| 筛查医生： | 总计筛查分值(共计14分)： | |
| | 第一部分总分≤11分，则进行以下第二部分评价内容 | 分值 |
| G | 是否独立生活(不住在养老机构或医院)？<br>0分＝否　　1分＝是 | |
| H | 每日应用处方药是否超过3种？<br>0分＝是　　1分＝否 | |

| 第一部分总分≤11分,则进行以下第二部分评价内容 | 分值 |
|---|---|
| **I** 是否有压力性疼痛或皮肤溃疡?<br>0分＝是　　　　　　　1分＝否 | |
| **J** 患者每日完成几餐?<br>0分＝1餐　　　　1分＝2餐　　　　2分＝3餐 | |
| **K** 蛋白质的摄入量是多少?<br>每日至少1份乳制品(牛奶、奶酪、酸奶)?　(A)是　(B)否<br>每周2～3份豆制品或鸡蛋?　(A)是　(B)否<br>每日吃肉、鱼或家禽?　(A)是　(B)否<br>0分＝0或1个"是"　0.5分＝2个"是"　　　1分＝3个"是" | |
| **L** 每日能吃2份以上的水果或蔬菜吗?<br>0分＝否　　　　　　1分＝是 | |
| **M** 每日喝多少液体(水、果汁、咖啡、茶、奶等)?<br>0分＝小于3杯　　　0.5分＝3～5杯　　　1分＝大于5杯 | |
| **N** 何种喂养方式?<br>0分＝无法独立进食　　1分＝独立进食稍有困难　　　2分＝完全独立进食 | |
| **O** 对营养状况的自我评价如何?<br>0分＝营养不良　　　1分＝不能确定　　　　　2分＝营养良好 | |
| **P** 与同龄人相比,你如何评价自己的健康状况?<br>0分＝不太好　　　0.5分＝不知道　　　1分＝一样好　　　2分＝更好 | |
| **Q** 中臂围(MAC)是多少(cm)?<br>0分＝小于21　　　0.5分＝21～22　　　　1分＝大于22 | |
| **R** 小腿围(CC)是多少(cm)?<br>0分＝小于31　　　1分＝大于等于31 | |
| 筛查医生:　　　　　　　　　　总计评价分值(共计16分): | |
| 两部分总计(共计30分): | |

注:①MNA量表第一部分筛查总分14分,结果说明如下。

≥12分,无营养不良的风险,不需要完成进一步的评价。

≤11分,可能存在营养不良的风险,继续进行评价。

如果第一部分得分≥12分,则无须进行第二部分评价;如果第一部分得分≤11分,则继续进行第二部分评价。

②MNA量表第二部分评价总分16分,两部分相加总分共计30分。将实际测得的两部分总分相加,进行营养状况评定。

③MNA量表评分分级标准如下。

若总分≥24分,表示营养状况良好;

若17分≤总分≤23.5分,表示存在发生营养不良的风险;

若总分＜17分,表示有确定的营养不良。

**3. MNA-SF操作方法与标准**　MNA-SF信息的获取可询问患者本人、护理人员或查询相关医疗记录,详见表4-8。

Note

表 4-8 MNA-SF

姓名:_____ 性别:_____ 年龄:_____ 床号:_____ 住院号:_____

身高:____ cm 体重:____ kg 小腿围:____ cm 主要诊断:_____

| 评估内容 | | 得分 |
|---|---|---|
| A. 过去 3 个月内有没有因为食欲不振、消化不良、咀嚼或吞咽困难而减少食量? | | |
| 0 分 = 食量严重减少<br>1 分 = 食量中度减少<br>2 分 = 食量没有减少 | 在过去 3 个月,您吃的比正常少吗?<br>是因为食欲不振、消化不良、无法咀嚼或吞咽困难吗?<br>您比以前吃得只少一点还是远远少于以前? | |
| B. 过去 3 个月体重下降的情况? | | |
| 0 分 = 下降≥3 kg<br>1 分 = 不知道<br>2 分 = 下降 1~3 kg<br>3 分 = 体重没有下降 | 您在过去 3 个月有没有努力减肥?<br>您的裤腰变得宽松了吗?<br>您认为自己体重下降了多少?<br>是多于 3 kg 还是少于 3 kg? | |
| C. 活动能力? | | |
| 0 分 = 长期卧床或坐轮椅<br>1 分 = 可以下床或离开轮椅,但不能外出<br>2 分 = 可以外出 | 如何描述您的活动能力?<br>是否需要别人的协助才能从床或椅子离开?<br>是否能够离开床或椅子,但不能离家外出?<br>是否能够离家外出? | |
| D. 过去 3 个月内有没有受到心理创伤或患急性疾病? | | |
| 0 分 = 有<br>2 分 = 没有 | 您最近觉得压力大吗?<br>您最近得了严重的疾病吗? | |
| E. 精神心理问题? | | |
| 0 分 = 严重痴呆或抑郁<br>1 分 = 轻度痴呆<br>2 分 = 没有精神心理问题 | 您有过长期或严重悲伤的情绪吗?<br>护理人员或医疗记录可以提供有关(痴呆症)患者的精神心理问题状况的信息 | |
| $F_1$. 体重指数(BMI)($F_1$、$F_2$ 二选一) | | |
| 0 分 = BMI 小于 19 kg/m²<br>1 分 = BMI 为 19~20 kg/m²<br>2 分 = BMI 为 21~22 kg/m²<br>3 分 = BMI 大于等于 23 kg/m² | 在计算 BMI 之前,先记录身高和体重<br>可使用 MNA 工具中的 BMI 计算表查询<br>如情况特殊,不能取得 BMI,可以 $F_2$ 替代 | |
| $F_2$. 小腿围(CC) | | |
| 0 分 = CC 小于 31 cm<br>3 分 = CC 大于等于 31 cm | 针对卧床昏迷的患者,卷起裤腿,露出左侧小腿,左膝弯曲成 90°角,测量最宽的部位<br>记录值需要精确到 0.1 cm(重复测 3 次,误差在 0.5 cm 以内) | |
| 结果判定(总分:____分) | □ 12~14 分,营养正常<br>□ 8~11 分,有营养不良风险<br>□ 0~7 分,营养不良 | |

营养评估员:_____ 评估时间:____年____月____日____时

**【课程思政板块】**

2019 年中国居民营养与健康状况的调查报告显示,随着我国经济水平和国民综合素养的提高,我国居民的膳食质量较之前有明显的提高,儿童青少年的生长发育水平也逐渐提高,儿童营养不良患病率显著下降,居民的贫血情况也有明显的改善。但与此同时,居民的营养与健康问题仍然不容忽视,一些营养缺乏病仍然存在,同时一些慢性非传染性疾病的患病率上升较为迅速,居民膳食结构不合理的现象仍然普遍。

2020 年 12 月 23 日发布的《中国居民营养与慢性病状况报告(2020 年)》结果显示,随着健康中国建设和健康扶贫等民生工作的推进,中国营养改善和慢性病防控工作取得了明显成效,但随着老龄化、城镇化、工业化的进程加快和行为危险因素流行对慢性发病的影响,中国慢性病患者的数量仍将不断扩大。

目前,我国居民不健康的生活方式仍然普遍存在,如水果、豆类及豆制品、奶类的消费量仍然偏低,膳食摄入的维生素 A、钙等含量依然不足。家庭人均烹调用油用盐与推荐摄入量相比差距仍然较大;同时,居民超重肥胖问题不断凸显,中国成年居民超重肥胖率已超过 50%,6~17 岁的儿童青少年超重肥胖率接近 20%,6 岁以下儿童达 10%,而导致上述问题的主要原因还是归咎于能量摄入和能量支出的失衡。合理的膳食结构,良好的饮食行为,对于慢性病预防有着不可忽视的作用。

小组活动:走访社区、学校、机关单位、养老机构等,跟随教师一起开展针对不同年龄群的健康咨询、营养评估、营养配餐等工作,并写出案例或报告。

## 同步练习

**一、单项选择题**

1. MNA 量表中第一部分小于多少分可以进行第二部分?(　　)
A. 10 分　　　B. 11 分　　　C. 12 分　　　D. 14 分

2. 50 岁住院患者应该选择以下哪种量表?(　　)
A. NRS2002　　B. MNA　　　C. MNA-SF　　D. STAMP

3. NRS2002 中两个月内体重下降大于 5% 应该为多少分?(　　)
A. 1 分　　　B. 2 分　　　C. 3 分　　　D. 4 分

4. MNA-SF 中多少分表示患者暂时无营养风险?(　　)
A. 7 分　　　B. 11 分　　　C. 9 分　　　D. 12 分

5. STAMP 量表评价儿童营养风险时,得分多少表示存在中度营养风险?(　　)
A. 1 分　　　B. 2 分　　　C. 4 分　　　D. 5 分

6. 下列哪一种膳食调查方法可以反映膳食结构与疾病之间的关联性?(　　)
A. 记账法　　B. 化学分析法　　C. 回顾法　　D. 食物频率法

7. 男性腰臀比超过多少可以被认为是中心性肥胖?(　　)
A. 0.8　　　B. 0.85　　　C. 0.9　　　D. 0.95

8. 按照 WHO 的标准,BMI 为多少时属二级肥胖?(　　)
A. 30.0~34.9　B. 35.0~39.9　　C. 40.0~44.9　　D. ≥45.0

**二、多项选择题**

1. STAMP 评分从以下哪几个维度进行评价?(　　)
A. 疾病风险　　B. 膳食调查　　C. 生长发育　　D. 年龄

2. 下列选项中营养需要量中度增加的有(　　)。
A. 腹部大手术　　　　　B. 血液恶性疾病
C. 严重肺炎　　　　　　D. 脑卒中

3. 食谱编制的方法主要有(　　)。

扫码看答案

Note

A. 营养成分计算法　　　　　B. 食物交换份法

C. 电脑软件编制法　　　　　D. 查表法

## 三、判断题

1. 营养风险是指患者出现营养不良的风险。（　　）

2. NRS2002 量表评分时，年龄大于 70 岁需要记 1 分。（　　）

3. 营养筛查是整个营养治疗流程的第一步。（　　）

4. BMI 可以适用于 18 岁以上的所有人的营养评估。（　　）

5. 没有一种膳食调查方法可以适用于所有调查研究，必要时可以将几种膳食调查方法进行综合运用。（　　）

# 不同人群的营养与膳食

## 第一节　孕妇及哺乳期妇女的营养与膳食

**【情景导入】**

李女士,28 岁,身高 162 cm,体重 60 kg,现足月顺产一子,全家面对新生儿既惊喜又忐忑,如何照顾好坐月子的妈妈和新生儿呢?

请你给李女士的家人出出主意,进行饮食指导。

孕妇和哺乳期妇女的营养不仅要满足自身的营养素需要,还要提供满足胎儿生长发育和乳汁分泌所必需的各种营养素,从而达到预防可能出现的母儿营养缺乏及某些并发症的目的。因此,保证孕妇和哺乳期妇女的合理营养对母体健康和下一代的正常生长发育有重大的意义。

### 一、孕妇的营养与膳食

**(一)妊娠期的生理特点**

妊娠是一个复杂的生理过程。为了适应和满足胎儿在母体内的生长发育的需要,维持母体健康,孕妇体内会发生一系列的生理性变化,主要表现在以下几个方面。

**1. 内分泌系统**　妊娠期内分泌的改变主要表现为与妊娠相关激素水平的变化。

(1)人绒毛膜促性腺激素(hCG):hCG 是由胎盘滋养层细胞分泌的一种糖蛋白。受精卵着床后 hCG 水平开始升高,在妊娠第 8~10 周达到顶峰,以后逐渐下降。

(2)人绒毛膜生长激素(hCS):hCS 是胎盘产生的一种糖蛋白激素,它的主要生理作用包括降低母体对葡萄糖的利用率并将葡萄糖转给胎儿;促进脂肪分解,使血中游离脂肪酸增多;促进蛋白质和 DNA 的合成。

(3)雌激素:雌激素是一种类固醇激素,包括雌酮、雌二醇和雌三醇。雌二醇刺激母体垂体生长激素细胞转化为催乳素细胞,为分泌乳汁做准备;还可调节碳水化合物和脂类代谢,促进母体骨骼更新。雌三醇的主要生理作用是通过促进前列腺素的产生而增加子宫和胎盘之间的血流量,并促进母体乳房发育。

(4)孕酮:孕酮能松弛胃肠道平滑肌细胞,导致妊娠期胃肠功能改变;还可使子宫的平滑肌细胞松弛,以便于胎盘在子宫内着床。此外,孕酮还可促进乳腺发育并抑制妊娠期乳汁分泌。

**2. 代谢**　在大量激素的作用下,母体的合成代谢增加,基础代谢率逐渐增高。其中基础代谢在妊娠早期无明显变化,妊娠中期逐渐升高,妊娠晚期增高 15%~20%。对碳水化合物、脂肪和蛋白质的利用也有所改变。妊娠晚期蛋白质分解产物排出较少,以利于合成组织所需的氮储留。

**3. 血液系统**

(1)血容量:妊娠第 6~8 周时,孕妇血容量开始增加,妊娠第 32~34 周时达到顶峰,血容量比妊娠前增加 35%～40%,并一直维持至分娩。与非孕妇相比,血浆容积增加 45%～50%,红细胞数量增加 15%～20%,使血液相对稀释,容易导致生理性贫血。

(2)血浆总蛋白:由于血液稀释,妊娠早期血浆总蛋白开始下降,至妊娠晚期血浆总蛋白水平约由 70 g/L 降至 60 g/L,主要是由白蛋白水平从 40 g/L 降至 25 g/L 所致。

**4. 泌尿系统** 妊娠期,肾小球滤过率增高,同时也使某些营养物质被滤过而损失。另外妊娠期体内水分潴留增加,特别是妊娠后期下肢常会出现水肿,如血压正常而仅有下肢凹陷性水肿者属于正常生理现象。

**5. 消化系统** 孕妇受高水平孕激素的影响,可出现牙龈肥厚、牙龈炎和牙龈出血。孕激素分泌增加可引起胃肠平滑肌张力下降、贲门括约肌松弛、消化液分泌量减少、胃排空时间延长、胃肠蠕动减弱等,易出现恶心、呕吐、反酸、消化不良、便秘等妊娠反应。此外,由于胆道平滑肌松弛、胆囊排空时间延长,易使胆汁黏稠、淤积,诱发胆结石。消化系统功能的上述改变,延长了食物在肠道内停留的时间,增强了对钙、铁、叶酸、维生素 $B_{12}$ 等营养素的吸收。

**6. 体重** 妊娠期体重增加是反映孕妇健康与营养状况的一项综合指标。不限制进食的健康初孕妇的体重平均增长值约为 12 kg。一般妊娠早期体重增加较少,妊娠中期和妊娠晚期平均每周增加 0.3～0.5 kg。若以妊娠前 BMI 作为指标,孕妇体重适宜增长范围应有所不同(表 5-1)。

表 5-1 孕妇体重适宜增长范围

| 妊娠前 BMI 分类 | 妊娠期体重增长范围/(kg) |
|---|---|
| 低(BMI <18.5 kg/m²) | <13 |
| 正常(BMI 18.5～24.9 kg/m²) | 8～10 |
| 高(BMI 25.0～29.9 kg/m²) | 5～7 |
| 肥胖(BMI≥30 kg/m²) | 需咨询医生 |

**(二)妊娠期的营养需要**

**1. 能量** 妊娠早期孕妇基础代谢率并无明显变化,妊娠中期开始逐渐升高,至妊娠晚期增加 15%～20%。一般从妊娠第 4 个月起逐渐增加能量的供给,妊娠晚期每日需要的能量明显增多。中国营养学会建议妊娠中、晚期妇女膳食能量推荐摄入量应在非孕妇的基础上分别增加 300 kcal/d、450 kcal/d。由于地区、民族、气候、生活习惯、劳动强度等的不同,孕妇的能量供给可主要根据其体重增减情况来调整。

**2. 蛋白质** 孕妇必需摄入足够的蛋白质以满足自身和胎儿生长发育的需要,足月胎儿体内含蛋白质 400～800 g,加上胎盘及孕妇自身有关组织增长的需要,共需蛋白质约 900 g,这些蛋白质均需孕妇在妊娠期间不断从食物中获得。《中国居民膳食营养素参考摄入量(2013 版)》建议妊娠早期膳食蛋白质不需要增加,妊娠中、晚期分别增加 15 g/d、30 g/d。妊娠期膳食中优质蛋白质至少占蛋白质总量的 1/3。

**3. 脂类** 孕妇平均需储存 2～4 kg 脂肪,胎儿储存的脂肪占体重的 5%～15%。脂类是胎儿神经系统的重要组成部分,脑细胞在增殖、生长过程中需要一定量的必需脂肪酸。孕妇膳食中应有适量的脂肪,包括饱和脂肪酸、n-3 和 n-6 系列多不饱和脂肪酸以保证胎儿和自身的需要。但因孕妇的血脂水平较妊娠前高,故孕妇的脂肪摄入量不宜过多。中国营养学会建议,孕妇膳食脂肪提供的能量应占总能量的 20%～30%。

**4. 矿物质**

(1)钙:孕妇对钙的需要量显著增加,胎儿从母体摄取大量的钙以供生长发育的需要。当严重缺钙或长期缺钙时,血钙浓度下降,孕妇可发生小腿抽筋或手足抽搐,重者可患骨软化症,导致腰痛,甚至脊柱和骨盆变形,增加难产的风险,而胎儿可发生先天性佝偻病。妊娠早期胎儿钙储留量较少,平均每日仅为 7 mg;妊娠中期开始增加至每日 110 mg;妊娠晚期钙储留量大大增加,平均每日可达 350 mg。因此,孕妇应增加钙的摄入量,膳食中摄入不足时亦可适当补充一些钙制剂。《中国居民膳食营养素参考摄入量（2013 版）》建议,孕妇膳食钙每日推荐摄入量（RNI）为妊娠早期 800 mg,妊娠中期 1000 mg,妊娠晚期 1000 mg。

（2）铁:孕妇膳食铁摄入量不足,除易导致孕妇缺铁性贫血外,还减少了胎儿对铁的储备,使胎儿较早出现缺铁。妊娠早期缺铁还与早产及低出生体重有关。因此,孕妇对铁的需要量显著增加,应该注意摄入一定量动物肝脏、血和瘦肉等含铁丰富的食物,必要时可在医生指导下加服铁剂。《中国居民膳食营养素参考摄入量（2013 版）》建议,孕妇膳食铁的 RNI 为妊娠早期 20 mg/d,妊娠中期 24 mg/d,妊娠晚期 29 mg/d。

（3）锌:孕妇摄入充足的锌可促进胎儿的生长发育和预防先天畸形。胎儿对锌的需要量在妊娠晚期最高,每日需 0.6～0.8 mg。妊娠早期母体的血清锌水平开始下降,直至妊娠结束,比非孕妇低约 35%,故在妊娠期应增加锌的摄入量。近年来的流行病学调查表明,胎儿畸形发生率的增加与妊娠期锌营养不良及血清锌浓度降低有关。《中国居民膳食营养素参考摄入量（2013 版）》建议,孕妇膳食锌的 RNI 为 9.5 mg/d。

（4）碘:碘对孕妇和胎儿极为重要,妊娠中期妇女基础代谢率开始增高,碘的需要量也随之增加,尤其在饮水与食物中缺碘的地区,更应注意孕妇碘的供给问题。孕妇碘缺乏可能导致胎儿甲状腺功能低下,从而引起以生长发育迟缓、认知能力降低为特征的克汀病,可通过纠正妊娠早期孕妇碘缺乏来预防。《中国居民膳食营养素参考摄入量（2013 版）》建议,孕妇膳食碘的 RNI 为 230 μg/d。

**5. 维生素**

（1）维生素 A:孕妇缺乏维生素 A 与胎儿宫内发育迟缓、婴儿低出生体重及早产有关。但妊娠早期大量摄入维生素 A 可能导致自发性流产和胎儿先天畸形。而相应剂量的类胡萝卜素则没有毒性,因此中国营养学会及 WHO 均建议孕妇通过摄入富含类胡萝卜素的食物来补充维生素 A。《中国居民膳食营养素参考摄入量（2013 版）》建议,妊娠早期和妊娠中晚期妇女维生素 A 的 RNI 分别为 700 μgRAE/d 和 770 μgRAE/d,可耐受最高摄入量（UL）为 3000 μgRAE/d。

（2）维生素 D:维生素 D 可促进钙的吸收和钙在骨骼中的沉积,故孕妇对维生素 D 的需要量增加,这一时期维生素 D 缺乏与孕妇骨软化症及新生儿低钙血症和手足抽搐有关;但过量摄入维生素 D 也可导致婴儿发生高钙血症,甚至引起维生素 D 中毒。《中国居民膳食营养素参考摄入量（2013 版）》建议,孕妇维生素 D 的 RNI 与非孕妇相同,为 10 μg/d,UL 为 50 μg/d。

（3）B 族维生素:妊娠期缺乏或亚临床缺乏维生素 $B_1$ 时,孕妇可能不会出现明显的脚气病症状,而新生儿却有明显脚气病表现。维生素 $B_1$ 缺乏还可影响胃肠道功能,妊娠早期妇女由于早孕反应使食物摄入减少,更容易引起维生素 $B_1$ 缺乏,从而导致胃肠功能下降,进一步加重早孕反应。《中国居民膳食营养素参考摄入量（2013 版）》建议,孕妇维生素 $B_1$ 的 RNI 为妊娠早期 1.2 mg/d,妊娠中期 1.4 mg/d,妊娠晚期 1.5 mg/d。妊娠期维生素 $B_2$ 缺乏与胎儿生长发育迟缓、缺铁性贫血有关。《中国居民膳食营养素参考摄入量（2013 版）》建议,孕妇维生素 $B_2$ 的 RNI 为妊娠早期1.2 mg/d,妊娠中期 1.4 mg/d,妊娠晚期 1.5 mg/d。临床上常用维生素 $B_6$ 辅助治疗早孕反应,维生素 $B_6$ 与叶酸、维生素 $B_{12}$ 联用还可预防妊娠高血压。《中国居民膳食营养素参考摄入量（2013 版）》建议,孕妇维生素 $B_6$ 的 RNI 为 2.2 mg/d。

叶酸摄入不足与新生儿神经管畸形（无脑儿、脊柱裂等）的发生有关。备孕妇女应从准备怀孕前 3 个月开始每日补充叶酸 400 μgDFE。《中国居民膳食营养素参考摄入量（2013 版）》建议,孕妇叶酸的 RNI 为 600 μgDFE/d。

（三）妊娠期合理膳食原则

妊娠期膳食应随着孕妇的生理变化和胎体生长发育的状况而进行合理调配。《中国居民膳食指南》中对孕妇的膳食特别指出:妊娠早期应维持妊娠前平衡膳食,妊娠中晚期适量增加奶、鱼、禽、蛋、瘦肉的摄入。

**1. 妊娠早期的合理膳食**　妊娠早期的营养需要与妊娠前没有太大的差别。但由于母体内胎儿尚处于胚胎组织的分化增殖和主要器官系统的形成阶段,胎儿对环境因素（包括营养因素）的影响极为敏感,营养不当可导致畸形的发生。另外此时大多数孕妇会发生恶心、呕吐、食欲下降等妊娠反应,使饮食习惯发生改变,并影响营养素的摄入。此期孕妇的膳食应尤其注意以下几点:①选择清淡、易消化、增食欲的食物,不偏食;②少食多餐,保证正常的进食量;③早孕反应在晨起和饭后最为明显,可在起床前吃些干的、含碳水化合物丰富的食物。建议每日服用适量叶酸和维生素 $B_{12}$ 等,以预防胎儿神经管畸形的发生。

**2. 妊娠中晚期的合理膳食** 妊娠中晚期是胎儿生长发育及大脑迅速发育阶段,母体自身也开始储存脂肪、蛋白质等,同时缺钙、缺铁现象亦增多。孕妇从妊娠第 4 个月起,妊娠反应开始减轻或消失,食欲好转,应增加进食营养丰富、种类齐全的食物,如牛奶、鸡蛋、动物肝脏、瘦肉、鱼虾类、豆制品,新鲜蔬菜、水果等,以提供充足的能量和各种营养素,保证胎儿的正常生长。此外,这一时期孕妇容易发生便秘,应多选用富含膳食纤维的食物。

### 二、哺乳期妇女的营养与膳食

(一)哺乳期的生理特点

哺乳期是指自分娩之日开始实行母乳喂养到终止母乳喂养的时期。母乳是最适合婴儿的食物,可以全面满足 6 月龄以内婴儿对所有液体、营养素、能量的需求。WHO 推荐:0～6 月龄婴儿采用纯母乳喂养,6 月龄以后可以在添加辅食同时延续母乳喂养直到 24 月龄甚至更长。

分娩后 72 h 内乳腺开始分泌乳汁,乳汁分泌是一个复杂的神经反射过程,受多种因素影响,如内分泌因素、哺乳期妇女的营养状况及情绪、婴儿对乳头的吸吮刺激等,其中哺乳期妇女的营养状况直接影响泌乳量和乳汁中营养素的含量。短期内营养不良时,哺乳期妇女可动用母体的营养储备,以维持乳汁的分泌量和营养成分的稳定;若哺乳期妇女长期营养不良,可出现泌乳量减少,乳汁中的蛋白质、脂肪酸、磷脂和脂溶性维生素的含量下降。

(二)哺乳期的营养需要

**1. 能量** 哺乳期妇女的能量需要包括自身的能量需要、乳汁所含的能量和乳汁分泌过程中消耗的能量三部分。哺乳期妇女的基础代谢率比普通妇女高约 20%,每日需增加能量 500 kcal。一般产后第一天的泌乳量约为 50 mL,第二天约为 100 mL,第二周每日泌乳量约为 500 mL,以后每日的泌乳量保持在 700～800 mL,每 100 mL 母乳含能量 67～77 kcal,哺乳期妇女体内的能量转化为乳汁所含能量的有效率为 80%,则哺乳期妇女因分泌乳汁每日应增加能量约 670 kcal。哺乳期妇女除在妊娠期时储存了部分脂肪可提供能量外,其余能量应由膳食提供,《中国居民膳食营养素参考摄入量(2013 版)》建议,哺乳期妇女较正常妇女每日增加能量 500 kcal。应注意,哺乳期妇女的能量供给不宜过多,否则易导致哺乳期妇女肥胖。

**2. 蛋白质** 哺乳期妇女蛋白质的摄入量是影响乳汁数量和质量的主要因素。母乳中蛋白质的平均含量为 1.2 g/100 mL,正常情况下每日从乳汁中排出的蛋白质约为 10 g,而哺乳期妇女膳食中蛋白质转化为乳汁的有效率约为 70%。所以《中国居民膳食营养素参考摄入量(2013 版)》建议,哺乳期妇女较非孕妇增加蛋白质 25 g/d,其中优质蛋白质应占 1/3 以上。

**3. 脂肪** 乳汁中的脂肪不仅为婴儿的生长发育提供能量,还能促进婴儿中枢神经系统的发育和脂溶性维生素的吸收,所以哺乳期妇女膳食中应有适量的脂肪,尤其是多不饱和脂肪酸,目前我国哺乳期妇女推荐每日膳食脂肪供给为总能量的 20%～30%。

**4. 矿物质** 哺乳期妇女膳食中矿物质的供给以钙、铁为主。乳汁中钙的含量比较恒定,每日通过乳汁分泌的钙约为 300 mg。如果哺乳期妇女膳食中的钙供给不足,哺乳期妇女将动用自身骨骼中的钙来满足乳汁中钙含量,导致哺乳期妇女出现腰腿酸痛、抽搐,甚至出现骨软化症,因此哺乳期妇女每日膳食中应供给充足的钙。《中国居民膳食营养素参考摄入量(2013 版)》建议,每日哺乳期妇女钙的推荐摄入量(RNI)为 1000 mg,可耐受最高摄入量(UL)为 2000 mg。由于日常饮食中钙的吸收率较低,建议哺乳期妇女除选择含钙丰富的食物外,还应适当补充钙剂,多晒太阳和补充维生素 D,以促进钙的吸收与利用。

  尽管铁不能通过乳腺进入乳汁(母乳中铁含量很低),但为防止哺乳期妇女发生缺铁性贫血,补偿因分娩失血造成的铁损失,促进产后康复,哺乳期妇女膳食中应增加铁的供给量。《中国居民膳食营养素参考摄入量(2013 版)》建议,哺乳期妇女铁的 RNI 应在非孕妇 20 mg/d 的基础上增加至 24 mg/d。

  **5. 维生素**  维生素 A 可以部分通过乳腺进入乳汁,哺乳期妇女膳食中维生素 A 的摄入量可影响乳汁中维生素 A 的含量。《中国居民膳食营养素参考摄入量(2013 版)》建议哺乳期妇女维生素 A 的 RNI 为 1300 $\mu$gRAE/d。母乳中维生素 D 的含量很低,故婴儿应注意补充维生素 D 或多晒太阳。维生素 $B_1$ 和维生素 E 可促进乳汁分泌,尤其是体内缺乏时,大量补充可使乳汁分泌增加。水溶性维生素多可通过乳腺,但乳腺可控制上述维生素在乳汁中的含量,达到一定水平后不再随摄入量的增加而增加。

  **6. 水**  哺乳期妇女摄入的水量与乳汁的分泌量密切相关,若水分摄入不足会影响乳汁分泌量。哺乳期妇女每日平均泌乳量为 750 mL,故每日从食物和饮水中应比非孕妇多摄入 1000 mL 的水。

  中国哺乳期妇女平衡膳食宝塔见图 5-1。

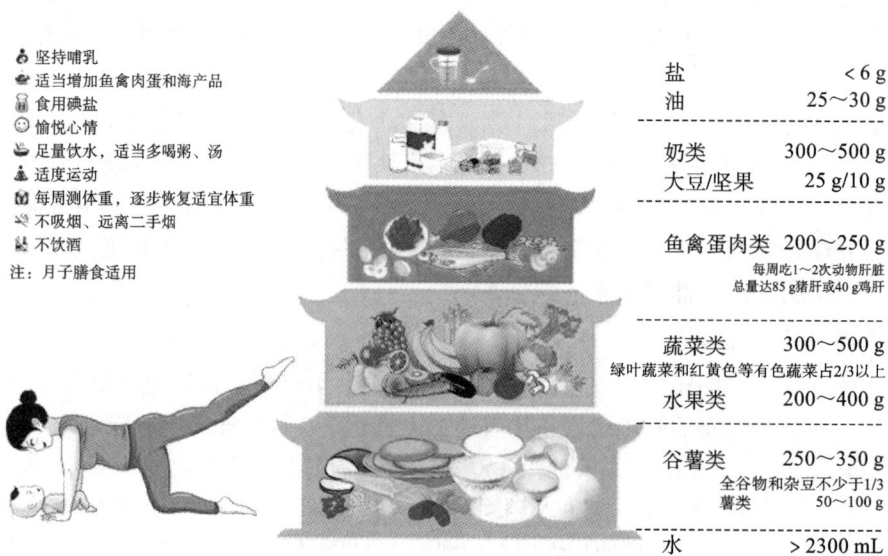

图 5-1  中国哺乳期妇女平衡膳食宝塔

**(三)哺乳期合理膳食原则**

  **1. 产褥期的合理膳食原则**  产褥期指自胎儿及附属物分娩出到产妇全身器官(除乳房外)恢复至未孕状态的一段时间,一般约 6 周。因分娩中失血和体力消耗,产妇的营养和休息是非常重要的。正常分娩后 1 h,产妇可进食易消化的流质或半流质饮食,如红糖水、稀饭、蛋羹、面条等。第 2 天起可进食普通食物,但应是富含优质蛋白质的平衡膳食,每日 4～5 餐,保证充足的营养。分娩时若有会阴撕裂伤Ⅲ度行缝合者,应给予无渣膳食 1 周左右,以保证肛门括约肌不会因排便再次撕裂。做剖宫产手术者术后给予流质食物 1 天(但忌用牛奶、豆浆、大量蔗糖等胀气食品),然后再转为普通膳食,同时应多进食富含汤汁和膳食纤维的食物,以促进乳汁分泌、预防便秘。

  全国各地的产妇饮食习惯不同,对于符合科学营养原则的应加以提倡,如产后食鸡蛋、红糖、小米、米酒、鸡汤和猪蹄汤等。此外,我国的习惯往往只强调动物性食物的摄入,如肉、鱼、蛋,而忽视蔬菜水果的摄入,容易导致维生素 C 与膳食纤维摄入不足,因此也要提醒产妇注意补充。

  **2. 哺乳期的合理膳食原则**  哺乳期妇女对各种营养素的需要量较多,因此其膳食应做到食物种类齐全多样化、供给充足的优质蛋白质(1/3 以上来自动物蛋白),多食含钙、铁丰富的食物,粗细搭配合理、少量多餐。膳食中应供给动物性食物、豆类、奶类、新鲜蔬菜和水果,少摄入盐、烟熏和刺激性食物,少食凉拌菜及冷荤。注意烹调方式,多用炖、煮、蒸等烹调方式,少用油炸方式,忌辛辣,多吃带汤汁类食物(如去油的鲫鱼汤和鸡汤,豆浆等),不喝咖啡和酒,保持心情愉快。

产后第 1 天,调理饮食,注意卫生,宜进食富有营养、易于消化且较清淡的食物,少进食或不进食生冷、硬、刺激(如辛辣)及高脂肪的食物。应逐步适应,循序渐进,不可突击性增食。哺乳期妇女理想的膳食每日应包括:谷类 250～300 g,薯类 75 g,全谷物和杂豆不少于 1/3;蔬菜类 500 g,其中绿叶蔬菜和红黄色蔬菜占 2/3 以上;水果类 200～400 g;鱼禽蛋肉类(含动物内脏)220 g;牛奶 400～500 mL;大豆类 25 g;坚果 10 g;烹调油 25 g;食盐 5 g。为保证维生素 A 的供给,建议每周吃 1～2 次动物肝脏,总量达 85 g 猪肝或 40 g 鸡肝。

哺乳期妇女对能量需要量较大,在正常成年女性的基础上每日应增加 500 kcal 的能量摄入,轻度身体活动水平哺乳期妇女每日能量摄入量应达到 2300 kcal。每日应安排 4～5 餐,除主食三餐外,加餐粥类、汤类、羹点等 1～2 次,以供给足够的蛋白质和钙、磷、铁、锌、铜等矿物质及维生素。建议哺乳期妇女多吃蛋类、奶类、瘦肉类、豆类及其制品,少进食浓肉汤,推荐哺乳期妇女每日摄入蛋白质 80 g,每日脂肪摄入量以占总能量的 20%～30% 为宜。

# 第二节　婴幼儿喂养指导

## 【情景导入】

小明,男,1 岁,皮肤白皙,眼睑、口唇苍白,由于生长发育不达标,夜间哭闹,于儿保科就诊。在就诊过程中医生了解到小明母亲不愿意母乳喂养,一直用配方奶粉,至今没有添加任何辅食。根据上述情况,请你给小明的家人提供一些喂养方面的建议。

婴儿是指从出生至 1 周岁的儿童,幼儿是指 1～3 周岁的儿童。婴幼儿时期是人类生长发育和智力发育的关键时期,营养物质的质与量是婴幼儿体格及各器官发育的物质基础。相对于成人,婴幼儿生长发育的速度快,需要的营养物质更多,营养除了影响其身高、体重的发展之外,还会影响他们神经系统的发育和智力的发展以及免疫功能等。

### 一、婴幼儿的生理特点

婴幼儿的生长发育是机体各组织器官生长和功能成熟的过程,良好的营养不仅是保证婴幼儿正常生长发育的物质基础,也是其成年后获得良好体力、智力、抵抗力的根本保证。

(一)生长发育

婴儿期是人的一生中生长发育的第一个高峰时期,尤其是出生后 6 个月内生长发育速度最快。体重、身长、头围、胸围等是评价婴幼儿体格发育和营养状况的常用指标。新生儿平均出生体重为 3.3 kg,身长平均为 50 cm;1 岁时体重约为出生时的 3 倍,身长平均增长 25 cm,约增至 75 cm。此外,婴幼儿的头围由出生时的平均 34 cm 增至 1 岁时的 46 cm。胸围在出生时比头围小 1～2 cm,但增长迅速,1 岁后逐渐超过头围。

幼儿期生长发育虽不如婴儿期迅猛,但仍处于快速生长发育阶段。体重每年增加 2.5～3 kg,身长第二年增长 11～13 cm,第三年增长 8～9 cm。头围每年约增加 1.5 cm。这一时期智力发育较快,语言、思维能力增强。

(二)消化系统

婴幼儿的消化系统尚属发育阶段,胃容量较小,新生儿的胃容量为 30～60 mL,1～3 个月时为 90～150 mL,1 岁以后可增至 250～300 mL。婴儿的胃呈水平位,幽门括约肌发育良好,而贲门括约肌发育不完善,若喂养不当易发生溢乳或呕吐。由于胃酸和各种消化酶的活性较低,功能不完善,食物的消化吸收受到一定限制,容易发生消化功能紊乱。婴幼儿的乳牙(共 20 颗)依次出齐,但咀嚼能力尚未发育完善,故影响营养物质的消化和吸收。

(三)神经系统

婴儿期脑细胞数量持续增加,出生后的前 6 个月是大脑和智力发育的关键时期。6 个月时脑重约增加至出生时的 2 倍(600～700 g),1 岁时脑重约为 900 g,而成人脑重约 1500 g。幼儿的大脑皮层功能增强,语言、思维、表达能力和动作发育迅速,并逐步体现出个性特征与独立性。

## 二、婴幼儿的营养需要

婴幼儿一方面生长发育迅速、代谢旺盛,需要足量的营养供给;另一方面婴幼儿的消化吸收功能尚不完善,对营养素的吸收和利用受到一定限制。因此,科学喂养是婴幼儿在这一特殊阶段正常生长发育的重要保证,对合理营养有更高、更严格的要求。

### (一)能量

婴幼儿的能量消耗主要包括基础代谢、生长发育、活动、排泄及食物热效应。婴儿期基础代谢需要的能量消耗占总能量的 50%～60%,以后随着年龄增长而逐渐减少。生长发育所需能量为婴幼儿所特有,多动好哭的婴幼儿需要的能量更大。能量长期供给不足可导致生长发育迟缓或停滞,能量供给过多则导致肥胖。《中国居民膳食营养素参考摄入量(2013 版)》推荐,0～6 月龄婴儿能量需要量(EER)为每日 0.38 MJ(90 kcal)/kg,7～12 月龄为每日 0.33 MJ(80 kcal)/kg;1～3 岁幼儿的能量推荐摄入量女孩为 800～1200 kcal/d,男孩为 900～1250 kcal/d。

### (二)蛋白质

婴幼儿正处于生长发育阶段,需要足量的优质蛋白质来提供其氨基酸需要,以维持机体蛋白质的合成和更新。一般要求蛋白质所供能量要达到膳食总能量的 10%～15%,其中优质蛋白质应达到 50%。如果膳食中蛋白质供给不足,婴幼儿极易发生蛋白质缺乏症,表现为生长发育迟缓或停滞、抵抗力下降、消瘦、腹泻、水肿、贫血等。由于婴幼儿肾和消化功能尚不成熟,过量的蛋白质摄入也会增加肾的负担,对机体产生不利影响。中国营养学会建议,在充足母乳喂养时,婴儿蛋白质的推荐摄入量为每日每千克体重 1.6～2.2 g,1～3 岁幼儿蛋白质的推荐摄入量为 25 g/d,其中一半应为优质蛋白质。

### (三)脂类

婴幼儿对脂肪的需要量相对高于成人。脂肪为婴幼儿能量和必需脂肪酸的重要来源,还有助于脂溶性维生素的吸收和利用。脂肪摄入过多或过少对婴幼儿的生长发育均不利。《中国居民膳食营养素参考摄入量(2013 版)》建议,0～6 月龄婴儿脂肪的适宜摄入量(AI)为总能量的 48%,7～12 月龄婴儿脂肪的适宜摄入量为总能量的 40%,1～3 岁幼儿脂肪的适宜摄入量为总能量的 35%。

### (四)碳水化合物

碳水化合物是重要的供能营养素,有助于脂肪氧化供能和节约蛋白质,同时是脑能量供应的主要物质。婴儿,尤其是 0～6 月龄的婴儿,乳糖是其主要的能量来源,4 月龄后淀粉酶的活性逐渐增强。因此,婴儿期由碳水化合物供给的能量应占总能量的 40%～50%。2 岁以后可逐渐增加来自淀粉类食物的能量,随着年龄的增长,碳水化合物的供能占总能量的比例上升至 50%～65%。

### (五)矿物质

**1.钙**　新生儿体内的钙含量约占体重的 0.8%,成人约为 1.5%,这表明生长发育过程中体内需要储存大量的钙。母乳含钙量不及牛乳,每 100 mL 中仅为 34 mg,但母乳中的钙磷比例合适,易被吸收,基本能满足婴儿的需要。幼儿所需的钙主要来源于乳类及乳制品。《中国居民膳食营养素参考摄入量(2013 版)》建议,婴儿钙的适宜摄入量在 0～6 月龄时为 200 mg/d,7～12 月龄时为 250 mg/d,1～3 岁幼儿钙的适宜摄入量为 600 mg/d。

**2.铁**　正常新生儿体内有一定的铁储备,可满足其 3～4 个月的生长需要。母乳含铁量低,但吸收率高,母乳喂养的足月婴儿在出生 6 个月后,体内储存的铁已基本耗竭,故 6 月龄至 2 岁的婴幼儿很容易出现缺铁性贫血,影响行为和智力发育。因此建议人工喂养儿 3 个月后,早产儿和低出生体重儿 2 个月后应补充含铁辅食。《中国居民膳食营养素参考摄入量(2013 版)》建议,铁的适宜摄入量为 0～6 月龄 0.3 mg/d,7～12 月龄 10 mg/d,1～3 岁 9 mg/d。

**3.锌**　锌与婴幼儿的健康关系密切,当锌的摄入量不足时,可出现生长发育缓慢、味觉减退、异食癖等表现,还会影响智力发育。母乳喂养的婴儿在 4 个月后体内储备的锌逐渐消耗,需要从膳食中补充。母乳中锌含量高于牛乳,尤其是初乳,且生物价也比牛乳高。《中国居民膳食营养素参考摄入量(2013 版)》建议,0~6 月龄婴儿锌的适宜摄入量为 2.0 mg/d,7~12 月龄婴儿锌的适宜摄入量为 3.5 mg/d,1~3 岁幼儿锌的适宜摄入量为 4.0 mg/d。

**4. 碘** 碘对婴幼儿生长发育影响很大,缺碘可致甲状腺功能低下、智力发育受损。我国采取了碘盐措施,碘缺乏病已较少发生。《中国居民膳食营养素参考摄入量(2013 版)》建议,碘的适宜摄入量为 0~6 月龄 85 $\mu g/d$,7~12 月龄 115 $\mu/d$,1~3 岁幼儿碘的推荐摄入量(RNI)为 90 $\mu g/d$。

**5. 维生素** 几乎所有维生素缺乏都会影响婴幼儿的生长发育。母乳和牛乳中维生素 D 含量较低,维生素 D 缺乏可导致佝偻病,因此应给婴幼儿适量补充维生素 D 制剂(需在医生指导下),并且多晒太阳,但维生素 D 摄入过量也会引起中毒。B 族维生素需要量随能量需要的增加而增加,母乳中维生素 $B_1$、维生素 $B_2$ 含量不高,可导致婴幼儿维生素 $B_1$ 缺乏症。人工喂养儿应注意补充维生素 C 和维生素 E,早产儿尤其应注意补充维生素 E。维生素 A 缺乏可致婴幼儿生长发育障碍、反复呼吸道感染等,必要时在医生指导下补充维生素 A。

**6. 水** 婴幼儿体内的含水量占体重的 70%~75%,一般婴幼儿每日每千克体重需水量为 100~150 mL,年龄越小,需水量越大。所以,婴儿一旦发生腹泻或呕吐,很容易出现脱水和电解质紊乱等严重后果。

### 三、婴幼儿常见的营养问题

**1. 佝偻病** 佝偻病是婴幼儿的常见病,以 2 岁以下婴幼儿最常见,我国北方地区的佝偻病发病率高于南方地区。

**2. 缺铁性贫血** 该病多发生在出生后 5~6 个月,早产、双胎及低出生体重儿更容易且更早发生。有调查显示 2 岁以内婴幼儿贫血患病率为 24.2%。

**3. 蛋白质-能量营养不足** 蛋白质-能量营养不足可分为原发性和继发性两种,原发性是由食物蛋白质和能量摄入不足引起的,继发性常见于其他疾病的并发症。

### 四、婴幼儿合理营养

(一)婴儿期的合理营养

**1. 纯母乳喂养** 母乳是 6 月龄以下婴儿最理想的天然食物,也是最能满足其生长发育所需的食物,应大力宣传和提倡母乳喂养。

母乳分为初乳、过渡乳、成熟乳和晚乳。初乳指产后 7 天以内的乳汁,呈淡黄色且黏稠,蛋白质含量高,约占初乳的 10%,还含有丰富的免疫活性物质、微量元素等,有助于婴儿早期免疫系统的建立。产妇产后 30 min 即可喂奶,尽早开奶可减轻婴儿生理性黄疸、生理性体重下降和低血糖的发生。

母乳喂养的优点:①可降低婴幼儿患感染性疾病的风险;②可降低婴幼儿非感染性疾病及慢性疾病的发生风险;③有利于预防婴幼儿过敏性疾病的发生;④可降低母亲乳腺癌的发病风险;⑤有利于增进母子间的感情。母亲应按需喂奶,最少坚持 6 个月的完全纯母乳喂养,婴儿 6 月龄时开始添加辅食,并继续给予母乳喂养,最好能持续 2 年或更久。

**【拓展阅读】**

#### 世界母乳喂养周

每年的 8 月 1 日至 7 日为世界母乳喂养周,是国际母乳喂养行动联盟组织为保护、促进和支持母乳喂养而发起的一项全球性活动。截至 2020 年,全球已有 120 多个国家参与此项活动。2021 年"世界母乳喂养周"的主题是"保护母乳喂养,共同承担责任"。每年的 5 月 20 日是中国的"全国母乳喂养宣传日"。

**2. 人工喂养** 人工喂养是指由于各种原因母亲不能用母乳喂养婴儿时,采用其他动物乳,如牛乳、羊乳或其他代乳品喂哺婴儿的方法。完全人工喂养的婴儿最好选择婴儿配方奶粉。大多数配方奶粉是参照母乳组成成分和模式对奶粉的组成进行调整,配制成的适合婴儿生理特点并能满足婴儿生长发育所需的制品。在配方奶粉的选用上,小于6月龄的婴儿宜选用含蛋白质较低(12%～18%)的配方奶粉,而6月龄以上的婴儿可选用蛋白质含量大于18%的配方奶粉,此外6月龄以上婴儿还应逐渐添加辅食,以完成从乳类到其他食物的过渡。

**3.辅食添加**　无论采用何种喂养方法,为满足婴儿生长发育的需要,都要在4～6个月开始及时添加辅食。添加辅食应遵循适时添加、从少到多、由一种到多种、由液体到固体、次数和数量逐渐增多的原则,使婴儿有一个适应的过程。辅食种类和具体添加时间如下。

(1)出生2～4周,补充安全量的维生素A及维生素D(或鱼肝油)。

(2)人工喂养儿第2周,母乳喂养儿第5～6周,添加菜汁、果汁或维生素片剂20 mg。

(3)人工喂养儿第2～3个月,母乳喂养儿第3～4个月,添加蛋黄、米、面糊。

(4)5～6月龄婴儿,添加米粥、煮软的挂面、菜泥、果泥、鱼泥。

(5)7～9月龄婴儿,添加粥、全蛋、肝泥、碎肉末、豆腐、饼干、烤面包片、烤馒头片、煮甜薯等。

(6)10～12月龄婴儿,添加软饭、馒头、包子、面包、面条、豆腐干、碎菜、碎肉等。

(二)幼儿期的合理营养

幼儿期膳食是从婴儿期以乳类为主过渡到以奶类、蛋类、鱼类、禽类、肉类及蔬菜和水果为辅的混合膳食,最后以谷类为主的平衡膳食。

**1.以谷类为主的平衡膳食**　幼儿期膳食应以含碳水化合物丰富的谷类和薯类食物为主,注意粗细搭配;包含一定量的蔬菜和水果,以提供丰富的维生素、矿物质、膳食纤维;还应包括肉类、蛋类、禽类、鱼类、奶类和豆类及其制品,以供给优质蛋白质。幼儿的每周食谱中应安排一次动物肝脏、动物血及至少一次海产品,以补充视黄醇、铁、锌和碘。

**2.合理烹调**　幼儿主食以软饭、面条、馒头、面包、饺子、馄饨等交替使用。蔬菜应切碎煮烂,瘦肉宜制成肉糜或肉末,易于幼儿咀嚼、吞咽和消化。硬果及种子类食物,如花生、黄豆等应磨碎制成泥糊状,以免呛入气管。幼儿食物烹调宜采用清蒸、炖、煮等,忌用刺激性食物,少用或不用含味精、糖精、色素等添加剂的食物,慎用各种营养液和制剂,以原汁原味为宜。

**3.膳食安排**　每日4～5餐,除3顿正餐外,可增加1～2次点心,进餐应该有规律。早餐宜安排含一定量碳水化合物和蛋白质的食物,提供一日能量和营养素的25%。午餐应品种丰富并富含营养,提供一日能量和营养素的35%。每日5%～10%的能量和营养素可以零食或点心的形式提供,如午睡后可以供给少量有营养的食物或糖水。晚餐后除水果或牛奶外应使幼儿逐渐养成不再进食的良好习惯,睡前忌食甜食,以保证良好的睡眠,预防龋齿。

**4.供应富含营养的食物**　根据营养需要,膳食中需要增加富含钙、铁的食物及增加维生素A、维生素C、维生素D等的摄入,必要时补充强化铁食物、水果汁、鱼肝油及维生素片。注意供给蛋和蛋制品、半肥瘦的禽畜肉、肝脏类、加工好的豆类以及切细的蔬菜等。

**5.养成良好的饮食习惯**　要引导和教育幼儿自己进食,吃饭时暂停其他活动。不挑食、不偏食、不乱吃零食。每日可采用三餐两点制,进餐时间应有规律。

# 第三节　老年人营养与膳食

【情景导入】

　　李奶奶,68岁,独居,平时身体健康,喜爱甜食,很少吃绿色蔬菜,不吃蛋黄,也不爱喝牛奶。
　　请根据上述情况对李奶奶进行饮食指导。

　　世界卫生组织将60岁以上的人定义为老年人。随着年龄的增加,老年人的器官功能出现渐进性衰退,从而影响其对食物的摄取、消化和吸收的能力,使得营养缺乏和慢性非传染性疾病发生风险增加。因此,合理营养是延缓衰老、防治各种老年疾病,健康长寿和提高生命质量的必要条件。

## 一、老年人的生理特点

### (一)身体成分改变

**1. 细胞数量下降** 老年人因细胞凋亡增加等原因,常出现细胞数量的下降,突出表现为肌肉组织的重量减少,从而引起肌肉萎缩。

**2. 身体水分减少** 主要为细胞内液减少,影响体温调节,降低老年人对环境温度改变的适应能力。老年人体内水分占体重的比例从成人的 70% 左右降至 60% 以下。老年人身体水分的减少有着重要的生理意义,且对老年患者的临床状况产生直接的影响。一方面,老年患者体内含水量减少使之易于脱水,机体对脱水的耐受性也降低;另一方面,老年患者储存水的生理能力减退,能分布外源摄入水的容量也较小,容易出现水过多。因此,老年患者水分的提供和调节显得格外重要。

**3. 体内矿物质成分变化** 老年人体内矿物质成分变化主要为钾、镁、钙、磷减少,而钠、氯保持不变,特别容易发生缺钾、缺镁、缺钙。因此,对老年人进行营养与膳食搭配时应特别注意电解质失衡并积极纠正。

**4. 骨组织矿物质减少** 老年人由于钙、磷减少常导致骨组织矿物质和骨基质明显减少,出现骨密度降低。因此,老年人容易发生不同程度的骨质疏松症、软骨病及骨折。

### (二)代谢功能降低

**1. 基础代谢率降低** 老年人体内的去脂组织或代谢活性组织减少,脂肪组织相对增加。与中年人相比,老年人的基础代谢率降低 15%~20%。老年人代谢率降低,代谢量减少,能量供给量随年龄增长而下降。

**2. 合成代谢降低,分解代谢增高** 合成与分解代谢失去平衡,引起细胞功能下降。老年人合成代谢与分解代谢失去平衡,往往合成代谢降低,分解代谢增高,尤其是蛋白质的分解代谢大于合成代谢,易致老年人蛋白质缺乏,而导致营养不良。老年人因肝细胞功能减退,造成脂肪酸、胆固醇和脂蛋白及糖代谢异常,主要表现为胆固醇、甘油三酯和低密度脂蛋白增高,高密度脂蛋白降低,葡萄糖耐量降低。因此,老年人容易患冠心病和糖尿病。

### (三)器官功能改变

**1. 消化系统** ①牙齿磨损或缺牙,使咀嚼能力大大减弱,影响营养物质的消化吸收。舌乳头味蕾明显减少,味觉功能明显减退,食欲下降,影响营养物质的摄取。②食管蠕动功能减退,造成吞咽运动障碍,使老年人进食量减少,影响营养物质的摄入。③胃、肠、胰的分泌功能减退,使消化液、消化酶及胃酸分泌量减少,消化功能降低,影响营养物质的消化吸收。④胃扩张能力减弱,肠蠕动及排空速度减慢,引起老年人便秘。⑤肝细胞数量减少,容易发生肝功能异常。

**2. 泌尿系统** 老年人泌尿系统的改变主要表现为肾功能的改变。衰老可引起肾脏形态的变化,肾重量减少,肾小球数目减少,肾单位减少,肾间质增加且纤维化,肾动脉粥样硬化,引起肾功能减退,肾小球滤过率降低(可下降 31%),机体对水、电解质平衡的维持反应缓慢。随着年龄增长,老年人出现尿浓缩和稀释功能减退。尿浓缩功能减退意味着排泄同样量的溶质,老年人需排泄更多的尿液或水分,容易出现失水状态。尿稀释功能减退意味着对水负荷的调节作用减弱,容易导致水中毒。

**3. 呼吸系统** 老年人呼吸系统的主要变化是肺功能的改变。衰老可引起肺功能下降,肺总量和肺活量随年龄增长而逐年降低,但肺残气量则随年龄增长而增加,加之老年人肺通气血流比例失调,气体弥散功能下降。因此,老年人容易因肺功能下降而导致低氧血症,引起消化系统的功能降低而影响营养物质的消化吸收。

**4. 心血管系统** 老年人心血管系统的改变主要表现为心功能的变化。心功能的变化主要为心输出量减少、静脉回心血量减少、心脏代偿能力下降。因此,老年人容易因各种诱因诱发心力衰竭,造成胃肠道淤血及缺氧,导致消化系统功能障碍而影响营养物质的消化吸收。此外,老年人心率减慢,血管逐渐硬化,容易患高血压。

## 二、老年人的营养需要

### (一)能量

随着年龄的增加,人体组织细胞逐渐减少,基础代谢率下降,体力活动减少和体内脂肪组织比例增加,老年人对能量的需要量相对减少。与正常成人相比,60～70岁老年人的能量需要量应减少20%,70岁以上老年人则减少30%,此外还应根据活动量的大小适当调节能量摄入,具体情况因人而异,以维持标准体重为原则。一般而言,每日摄入 6.72～8.4 MJ 热量即可满足需要,体重 55 kg 的老年人每日只需摄入 5.88～7.65 MJ 热量。

### (二)蛋白质

老年人蛋白质代谢过程以分解代谢为主,需要较多的蛋白质用以补偿组织的消耗,因此,老年人应保证蛋白质的摄入质优量足,以维持氮平衡为原则,蛋白质供给过多,会加重肝脏、肾脏负荷。一般认为,老年人蛋白质的摄入量应占饮食总量的 10%～15%,蛋白质的供给量可按每日每千克体重1～1.2 g 计算。

### (三)脂肪

老年人由于胆汁酸分泌减少,酯酶活性降低,对脂肪的消化吸收功能下降,故脂肪的摄入不宜过多,以摄入的脂肪所供能量占膳食总能量的 20%～30% 为宜。烹调用油应以植物油为主,限制动物脂肪的摄入,胆固醇应控制在 300 mg/d。

### (四)碳水化合物

由于老年人糖耐量低、胰岛素分泌减少且对血糖的调节作用减弱,易发生血糖增高。有报告认为,蔗糖摄入过多可能与动脉粥样硬化等心血管疾病及糖尿病的发病率有关,过多的糖在体内还可转变为脂肪,并使血脂增高,因此老年人不宜食含蔗糖高的食物。但是,水果和蜂蜜中所含的果糖,既容易消化吸收,又不容易在体内转化成脂肪,是老年人理想的糖源。建议碳水化合物提供的能量以占总能量的 55%～65% 为宜。

### (五)膳食纤维

膳食纤维对于老年人具有特殊的重要作用:膳食纤维能促进肠蠕动,起到预防老年性便秘的作用;膳食纤维能改善肠道菌群,使食物容易被消化吸收;膳食纤维尤其是可溶性膳食纤维对血糖、血脂代谢都起着改善作用。随着年龄的增长,非传染性慢性病如心脑血管疾病、糖尿病、癌症等的发病率明显增加,膳食纤维还有利于预防这些疾病的发生。因此,老年人要注意摄入足够的膳食纤维,在每日膳食中应安排一定数量的粗粮、蔬菜及水果。

### (六)维生素

许多维生素和微量元素作为酶的辅酶成分,参与体内的生化反应过程,促进机体新陈代谢。老年人对维生素的吸收和利用率下降,易出现维生素 A、维生素 D、叶酸和维生素 $B_{12}$ 缺乏。膳食中维生素 A 的推荐摄入量(RNI),男性为 800 μgRAE/d(RAE 为视黄醇活性当量),女性为 700 μgRAE/d。维生素 D 的推荐摄入量应达到 15 μg/d,此外,老年人维生素 E 的推荐摄入量为 14 mgα-TE/d(α-TE 为 α-生育酚当量),维生素 E 可耐受最高摄入量(UL)不应超过 700 mgα-TE/d;维生素 $B_1$ 的推荐摄入量与成人一致,男性为 1.4 mg/d,女性为 1.2 mg/d;维生素 $B_2$ 的膳食推荐摄入量为男性 1.4 mg/d,女性 1.2 mg/d;维生素 C 的推荐摄入量与成人一致,男性和女性均为 100 mg/d。

## 【拓展阅读】

### 各种维生素缺乏所致疾病

维生素 A 缺乏易引起夜盲症、眼干燥症。

维生素 $B_1$ 缺乏易引起脚气病。

维生素 D 缺乏易引起佝偻病、骨软化症、骨质疏松症、手足痉挛症。

Note

维生素 C 缺乏易引起坏血病。

烟酸(维生素 B₃)缺乏易引起烟酸缺乏症(又称癞皮病),可出现皮炎、腹泻、痴呆等症状。

（七）矿物质

矿物质在体内具有十分重要的功能,不仅是构成骨骼、牙齿的重要成分,还可调节体内酸碱平衡,维持组织细胞的渗透压,维持神经肌肉的兴奋性,构成体内一些重要的生理活性物质(如血红蛋白、甲状腺素等)。

**1.钙**　老年人对钙的吸收率一般在 20% 以下。钙的摄入不足易使老年人出现钙的负平衡,体力活动的减少又可降低钙在骨骼中的沉积,以致骨质疏松症及骨折比较多见。因此,钙的充足供应十分重要,《中国居民膳食营养素参考摄入量(2013 版)》建议,老年人钙的推荐摄入量为1000 mg/d,比成人多 200 mg/d。

**2.铁**　老年人对铁的吸收利用能力下降,造血功能减退,血红蛋白含量减少,易出现缺铁性贫血,因此铁的摄入量也需充足。《中国居民膳食营养素参考摄入量(2013 版)》建议,老年人膳食铁的推荐摄入量为 12 mg/d。

此外,硒可清除体内的自由基,减轻氧化损伤;锌有利于改善味觉和免疫功能;铬参与血糖调节和脂类代谢,故老年人应注意膳食中硒、锌、铬的补充,以满足机体需要。

### 三、常见营养问题及合理营养

（一）营养问题

**1.骨质疏松症**　随着年龄增长,人体对钙的吸收率明显下降,老年妇女绝经后雌激素缺乏,更容易患骨质疏松症。营养的摄入对骨质疏松症也有一定影响,低钙摄入、维生素 D 摄入不足、营养不足或蛋白质摄入过多、高磷及高钠饮食、大量饮酒、过量咖啡因摄入等均为骨质疏松症的危险因素。

**2.高血压、高血脂与冠心病**　老年人易发生高血压、高血脂与冠心病。我国老年人群高血压患病率高达 49%,高血压是冠心病和脑血管疾病的主要危险因素,绝经妇女高血压发生率高于男性。与冠心病有关的营养因素包括能量、饱和脂肪酸摄入过多所导致的肥胖,以及维生素、膳食纤维摄入不足。

（二）合理营养

饮食与营养是人们赖以生存的物质基础。对于身体消化吸收功能、排泄功能、代谢功能、循环功能逐渐减退的老年人来说,饮食营养关系到他们的身体健康、抗病能力,甚至寿命长短。中国营养学会根据老年人生理特点和营养需要,在一般人群膳食指南的基础上制定了《中国老年人膳食指南(2016)》(图 5-2)。它结合老年人的生理特点,以便于老年人在日常生活中参照执行。

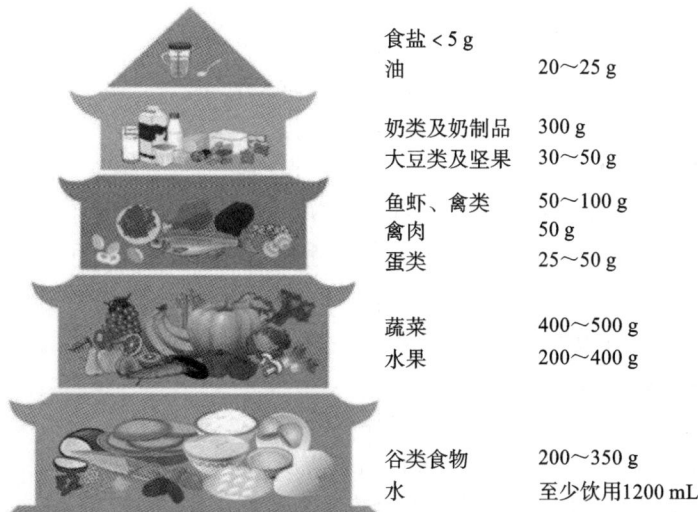

| | |
|---|---|
| 食盐 <5 g | |
| 油 | 20~25 g |
| 奶类及奶制品 | 300 g |
| 大豆类及坚果 | 30~50 g |
| 鱼虾、禽类 | 50~100 g |
| 禽肉 | 50 g |
| 蛋类 | 25~50 g |
| 蔬菜 | 400~500 g |
| 水果 | 200~400 g |
| 谷类食物 | 200~350 g |
| 水 | 至少饮用1200 mL |

图 5-2　中国老年人平衡膳食宝塔

扫码看彩图

Note

（1）食物要粗细搭配、松软、易于消化吸收。粗粮含有丰富的 B 族维生素、膳食纤维和矿物质等，能调节血糖，预防便秘、心血管疾病。老年人消化器官生理功能和咀嚼能力下降，因此食物要粗细搭配，食物的烹制宜松软，易于消化吸收。老年人要注意食物的烹调方法，以蒸、煮、炖、焖为主，避免腌制、煎、炸、烤。

（2）合理安排饮食，提高生活质量。家庭和社会应从各方面保证老年人的饮食质量、进餐环境和进食情绪，使其得到丰富的食物，保证其需要的各种营养素摄入充足，以促进身心健康，减少疾病，延缓衰老，提高生活质量。为了适应老年人蛋白质合成能力降低、蛋白质利用率低的情况，应选用优质蛋白质。老年人随年龄增加，骨矿物质不断丢失，骨密度逐渐下降，女性绝经后由于激素水平变化骨质丢失更为严重；此外老年人钙吸收能力下降，如果膳食钙的摄入不足，就更容易发生骨质疏松症和骨折，故应注意钙和维生素 D 的补充。

（3）重视预防营养不良和贫血。老年人可因生理、心理和社会经济状况的改变等原因导致食欲减退，能量摄入不足而造成营养不良。营养不良对老年人的身心健康有不良影响，可使身体抵抗力下降，且易出现神经精神症状。老年人低体重、贫血患病率也远高于中年人群。为了防止老年人贫血，应注意适量增加瘦肉、动物血和肝脏的摄入，可选用含铁的强化食物或适当使用营养素补充剂。

（4）主动足量饮水，多做户外活动。老年人身体对缺水的耐受性下降，要主动饮水，每日的饮水量应为 1500～1700 mL，首选温热的白开水。老年人宜坚持每日运动，并注意多做户外活动，在增加身体活动量、维持健康体重的同时，还可接受充足紫外线照射，有利于体内维生素 D 合成，预防或延迟骨质疏松症的发生。锻炼前可做几分钟的准备活动，循序渐进，慢慢增加运动量，不要急于求成，应选择在空气清新、场地宽敞、锻炼气氛好的场所进行活动。

【课程思政板块】

"十四五"时期，我国将迈入中度老龄化社会。预计到 2030 年，65 岁及以上老年人口占总人口的比例将超过 20%。同时，老年人口高龄化趋势日益明显：80 岁及以上高龄老年人正以每年 5% 的速度增加，到 2040 年将增加到 7400 多万人。面对"老年人口数量最多，老龄化速度最快，应对人口老龄化任务最重"的严峻形势，习近平总书记再三强调做好老龄工作的重要性，"事关国家发展全局，事关亿万百姓福祉""努力实现老有所养、老有所医、老有所为、老有所学、老有所乐"。习近平总书记曾说过："尊老敬贤，绝不能只停留在口头上，而应实实在在地见之于行动。"营养是一门结合实际的应用科学，合理营养可以防治多种疾病。关注老年人健康，从一日三餐着手，对老年人进行膳食营养的教育和健康管理，以降低慢性病发病率，控制疾病，延缓衰老。让我们响应总书记的号召，将尊老美德落实到实际行动中。

小组活动：走访社区、养老机构，跟随教师一起开展针对老年人的不同慢性病的健康咨询、营养配餐等工作，并写出案例或报告。

## 同步练习

**一、单项选择题**

1. 老年人摄入的碳水化合物占总能量的百分比为（　　）。

A. 12%～14%　B. 25%～30%　　C. 55%～65%　　D. 30%～50%

2. 优质蛋白质来源于（　　）。

A. 谷物　　B. 肉蛋奶类　　C. 蔬菜　　D. 水果

3. 老年人的生理特点不包括（　　）。

A. 细胞数量下降　　B. 身体水分增多

C. 骨组织矿物质减少　　D. 体内矿物质成分变化

4. 食物供给中既要考虑量的多少，又要考虑是否优质的营养成分为（　　）。

A. 碳水化合物　　B. 脂肪

扫码看答案

Note

C. 蛋白质　　　　　　　　　　D. 矿物质

5. 母乳为婴幼儿天然食物,且喂养方式最为合理,根据不同的情况,可以延长母乳喂养,但最迟不宜超过(　　)。

A. 1 岁　　　　B. 2 岁　　　　C. 3 岁　　　　D. 4 岁

## 二、多项选择题

1. 以下属于水溶性维生素的有(　　)。

A. 维生素 A　　　B. 维生素 $B_1$　　　C. 维生素 $B_2$　　　D. 维生素 C　　　E. 维生素 D

2. 婴幼儿的能量消耗主要包括以下哪几个方面?(　　)

A. 基础代谢　　　B. 生长发育　　　C. 食物热效应　　　D. 活动　　　E. 排泄

## 三、判断题

1. 婴幼儿需要的碳水化合物比成人多,因此在每日膳食中的碳水化合物供给的热量,应占总热量的 60% 以上。(　　)

2. 初乳不是真正的乳汁,不宜喂新生儿,应该挤掉。(　　)

3. 儿童经常喝各种各样的饮料,日积月累,既伤肝又伤肾。(　　)

4. 孕妇出现巨幼红细胞贫血,主要是由于缺乏铁。(　　)

5. 婴儿只要摄入充足母乳,就不需要添加辅食,否则容易引起胃肠道疾病。(　　)

# 常见疾病的膳食营养指导

## 第一节　肥胖症患者的膳食营养指导

【情景导入】

李先生,34岁,身高178 cm,体重89 kg,每日工作时间长达10 h,且以坐位为主,喜欢吃快餐。3天前单位组织员工体检,李先生的体检报告为肥胖,空腹血糖偏高,正常血压高值,高尿酸血症。

1.李先生的体重指数是多少?

2.导致肥胖的原因有哪些?

肥胖症已成为一种全球性"流行病",全球人口的平均体重指数(BMI)正逐渐增大。中国逾3亿人属于超重和肥胖人群,中国肥胖人数高居全球第一。肥胖症与各种慢性病发生相关,甚至还与多种肿瘤的发生相关。肥胖相关疾病及并发症带来的高昂医疗费用给国民经济带来了沉重的负担。

### 一、肥胖症概述

**1.肥胖症的定义**　肥胖症是指机体脂肪组织总含量和(或)局部脂肪组织含量过多及分布异常的一种临床综合征,是由遗传和环境等多种因素共同作用而导致的慢性代谢性疾病。肥胖症主要包括三个特征:脂肪细胞的数量增多、体脂分布的失调以及局部脂肪沉积。肥胖症诊断方法主要有以下两种。

(1)以体重指数(BMI)诊断肥胖症:临床上以BMI作为衡量人体胖瘦程度以及是否健康的简易指标(表6-1)。

表6-1　以BMI诊断肥胖症的标准

| 分类 | BMI/(kg/m²) |
| --- | --- |
| 肥胖 | ≥28.0 |
| 超重 | 24.0~27.9 |
| 体重正常 | 18.5~23.9 |
| 体重过低 | <18.5 |

(2)以腰围诊断中心性肥胖:腰围测量方法为被测量者取立位,测量腋中线肋弓下缘和髂嵴连线中点的水平位置处体围的周径。中心性肥胖诊断标准见表6-2。

表6-2　以腰围诊断中心性肥胖的标准

| 分类 | 男性腰围/cm | 女性腰围/cm |
| --- | --- | --- |
| 中心性肥胖前期 | 85~<90 | 80~<85 |
| 中心性肥胖 | ≥90 | ≥85 |

**2.分类**

（1）按发病机制及病因，肥胖症可分为单纯性和继发性两大类。单纯性肥胖症又称原发性肥胖症，占肥胖症总人数的95%以上。继发性肥胖症是指继发于神经-内分泌-代谢紊乱基础上的肥胖症或遗传性疾病所致的肥胖症。

（2）依据脂肪积聚部位，肥胖症可分为中心性肥胖（腹型肥胖）和周围性肥胖（皮下脂肪型肥胖）。中心性肥胖患者更易患糖尿病等代谢性疾病。

### 二、肥胖症相关营养因素

超重和肥胖是能量的摄入超过能量消耗以致体内脂肪过多蓄积的结果，是一种多因素引起的复杂疾病。肥胖症相关营养因素如下。

**1.能量摄入过多**　能量摄入过多，进食高热量的食物或运动量不足，会使基础代谢减弱，能量消耗减少，多余的热量在体内以脂肪的形式储存，导致超重和肥胖。

**2.饮食习惯不科学**　三餐能量分配不合理、进食过量，不吃早餐，经常吃快餐，进食速度快，经常性暴饮暴食，夜间加餐，喜欢零食等诸多原因均可使能量摄入过多，导致肥胖。调查显示，父母的饮食习惯直接影响子女，因此肥胖的父母容易喂养出肥胖的子女。另外，人工喂养的婴儿过早添加固体辅食、高渗奶喂养也是导致儿童肥胖的高危因素。

### 三、肥胖症对健康的影响

肥胖症患者往往合并高血压、高血脂、糖尿病、脂肪肝、骨关节病、痛风等慢性病，肥胖也可促进某些癌症的发生，肥胖也是影响冠心病、脑卒中的独立危险因素。根据世界卫生组织的报告，与肥胖相关疾病的相对危险度见表6-3，中国成人超重和肥胖的体重指数和腰围界限值与相关疾病危险度的关系见表6-4。

表6-3　肥胖者发生肥胖相关疾病或症状的相对危险度

| 危险性增高程度 | 危险性显著增高（相对危险度大于3） | 危险性中等增高（相对危险度2~3） | 危险性稍增高（相对危险度1~2） |
|---|---|---|---|
| 相关疾病或症状 | 2型糖尿病 | 冠心病 | 女性：绝经后乳腺癌，子宫内膜癌<br>男性：前列腺癌 |
| | 胆囊疾病 | 高血压 | 大肠癌 |
| | 血脂异常 | 骨关节病 | 多囊卵巢综合征 |
| | 气喘 | 高尿酸血症和痛风 | 生育功能受损 |
| | 阻塞性睡眠呼吸暂停 | 脂肪肝 | 背下部疼痛，生殖激素异常 |

注：相对危险度是指肥胖者发生上述肥胖相关疾病或症状的概率是正常体重者发生该病或症状概率的倍数。

表6-4　中国成人超重和肥胖的体重指数和腰围界限值与相关疾病危险度的关系

| 项目 | BMI/(kg/m²) | 相关疾病* 危险度 | | |
|---|---|---|---|---|
| | | 腰围/cm | | |
| | | 男性<85<br>女性<80 | 85~95<br>80~90 | ≥95<br>≥90 |
| 体重过低** | <18.5 | — | — | — |
| 体重正常 | 18.5~23.9 | — | 增加 | 高 |
| 超重 | 24.0~27.9 | 增加 | 高 | 极高 |
| 肥胖 | ≥28.0 | 高 | 极高 | 极高 |

注：* 相关疾病指高血压、糖尿病、血脂异常和危险因素聚集。

** 体重过低可能预示其他健康问题。

#### 四、肥胖症的饮食指导

肥胖症常用的治疗方法有饮食疗法、运动疗法、行为疗法、药物疗法以及手术疗法,饮食疗法是肥胖症治疗的基本方法。

（一）防治总原则

（1）控制总能量:三大营养素分配原则是蛋白质摄入量占总能量的15%～20%,脂类占总能量的30%以下,碳水化合物占总能量的50%～55%。

（2）保证维生素及矿物质的供应,保证一定量的膳食纤维摄入量,推荐每日膳食纤维摄入量达到14 g/1000 kcal。

（3）定时定量,每日进食适量谷类、肉类、蔬菜、豆类、水果及奶类食物。控制脂肪摄入量,少吃油、盐、糖类及零食。

（4）适当运动,保持身体健康。

（5）减重不应急于求成,要有恒心和耐心,每周减0.5～1 kg是健康减重的理想速度。

（6）监测体重变化,每周称体重1次（用同一体重秤,穿着相似的衣服,并且在固定时间（如早餐前）进行）。

通过上述方法仍无法达到理想体重时,可到正规医院进行检查,选择药物或手术疗法。

（二）确定合适的能量摄入量

一般来说,以理想体重来确定合适的能量摄入量,即每日摄入的能量（kcal）＝理想体重（kg）×（20～25）。但是当能量摄入量低于1200 kcal时,很难保证人体需要的营养素供给,所以一般规定男性每日的能量摄入量低限为1500 kcal,女性为1200 kcal,这对维护减肥者的身心健康具有重要的意义。

（三）饮食疗法

**1.限制能量饮食**　限制能量饮食指在能量基础摄入量（男性1200～1400 kcal/d,女性1000～1200 kcal/d）基础上每日减少500～1000 kcal或总能量的1/3。

**2.高蛋白质饮食**　高蛋白质饮食指蛋白质摄入量较高的饮食模式,一般指蛋白质摄入量超过每日总能量的20%或1.5～2 g/(kg·d)。以乳制品为主的优质蛋白质来源更有助于维持骨量。

**3.低血糖指数饮食**　食物的血糖指数（glycemic index, GI）是衡量食物引起餐后血糖反应的一项有效指标。葡萄糖的GI为100%,GI低于55%的食物都属于低GI食物。低血糖指数饮食是指以具有低能量、高膳食纤维特性的低GI食物作为主要营养来源的饮食模式。

**4.低碳水化合物饮食**　低碳水化合物饮食通常指膳食中碳水化合物供能比≤40%,脂肪供能比≥30%,蛋白质摄入量相对增加,限制或不限制总能量摄入的一类饮食模式,近几年非常流行的“生酮饮食”就属于低碳水化合物饮食。目前低碳水化合物饮食的长期安全性和有效性还不甚明确,因此仅推荐用于中短期的体重控制。

**5.地中海饮食**　地中海饮食以植物性食物为主,包括全谷类、豆类、蔬菜、水果、坚果等;适量摄入鱼、家禽、蛋、乳制品,限制红肉及其产品、油炸食品、烘焙产品等的摄入量;食用油主要为橄榄油;适量饮用红葡萄酒。地中海饮食的营养特点:脂肪供能比为25%～35%,其中饱和脂肪酸摄入量低（7%～8%）,不饱和脂肪酸摄入量较高。

**6.代餐食品减重**　代餐食品是为了满足成人控制体重期间一餐或两餐的营养需要,代替部分膳食,专门加工配制而成的一种控制能量食品。使用代餐食品的减重策略是基于能量限制原则进行的。

（四）食物的选择

**1.蛋白质**　在蛋白质的选择中,动物性蛋白质可占总蛋白质的50%左右,因为动物性食物不仅含较高的蛋白质,而且含有较高的脂肪,如摄入60～80 g动物性蛋白质,则可同时摄入20～30 g脂肪。

**2.碳水化合物** 大部分食物含有碳水化合物,包括各种谷类、糕点、饼干、面包、豆类、奶类、水果和蔬菜等,而谷类是碳水化合物的主要来源,以淀粉为主要形式提供能量。全谷类食物不但提供人体必需的碳水化合物,还提供人体必需的维生素和矿物质。多吃粗制或较少加工的谷类食物,少吃精制食物,并增加蔬菜和水果的摄入量是降低膳食血糖负荷和胰岛素需求的简单方法,并可维持长时间的饱腹感。

**3.脂肪** 脂肪总量应限制在总能量的30%以下,在有限的脂肪摄入量中,最好能够保证必需脂肪酸的摄入,同时要使多不饱和脂肪酸、单不饱和脂肪酸和饱和脂肪酸的比例维持在1∶1∶1,这对于预防动脉粥样硬化具有积极的作用。饱和脂肪酸具有提高人体血液胆固醇水平的作用,是冠心病的危险因素,这类食物包括肥肉、肥的家禽和皮、猪油等。不饱和脂肪酸(主要存在于植物油中)可调节血液胆固醇水平,分为单不饱和脂肪酸和多不饱和脂肪酸两种。橄榄油、菜籽油、葵花籽油和花生油中含有较多的单不饱和脂肪酸;大豆油、玉米油、棉籽油和大部分坚果是多不饱和脂肪酸的良好来源。尽量选择植物油,少用固体油(如猪油、奶油和起酥油等)。即使使用植物油也应尽量减少每餐的烹调用油量。一些海鱼如鲑鱼、金枪鱼和鲭鱼等含有丰富的ω-3脂肪酸,具有降低血脂和预防血栓形成的作用。

(五)饮食习惯的改变

(1)纠正不吃早餐,常吃快餐,爱吃零食、甜食,进餐速度过快,夜间加餐等不良饮食习惯。

(2)进餐定时定量:如果每日按时工作,生活规律,可以每日三餐。三餐能量应做到营养均衡,晚餐能量略低于早、午餐,同时在餐后坚持体育锻炼。如果生活不太规律,可采用少量多餐的方法。每日将总能量分为4~6次摄入,早餐不吃太多,节省下来的能量在上午9—10时通过加餐摄入。午餐的能量也节省出1/3,在下午3—4时加用1个水果。晚餐少吃,达到六成饱,在睡前半小时或运动锻炼后半小时再喝些牛奶,或吃少量饼干等食物。但是需要注意的是,必须做到少量多餐而不是多量多餐。

(3)养成有利于减肥的饮食和生活习惯:

①少量多餐,一定要吃早餐。

②进食时不看电视、阅读报纸等。

③少食多嚼,进餐速度不可过快。

④限制主食摄入量,丰富副食品种,不偏食。

⑤多选食糙米、粗面、海藻及菌类。

⑥少吃肉多吃菜,尤其是黄绿色蔬菜。

⑦饮食宜清淡,忌食过咸或过甜,少糖多醋。

⑧多喝水,每餐保持七八分饱,避免烹调过多饭菜,不进食剩余饭菜。

⑨控制酒与零食摄入量。

⑩在外出进食或参加宴会时,应多选择能量低及膳食纤维含量丰富的食物,如蔬菜、水果。

## 【拓展阅读】

### 全生活方式管理

全生活方式管理是指对超重/肥胖者同时实施多种生活方式干预策略,主要包含饮食管理、体育锻炼和行为干预3个要素。超重/肥胖者可采用自身能坚持的饮食方式配合体力活动,每周进行不少于150 min的运动,并通过适当的行为干预,如自我检测、目标设定等方式,以个人或小组面对面交谈的形式开展干预。这些是减重综合管理的有效方式。保持6个月内不少于14次随诊并持续1年,可使超重/肥胖者平均减重8 kg。全生活方式管理优于单纯的饮食干预或运动干预,可发挥良好的减重作用。研究表明,除减重作用外,全生活方式管理还能为超重/肥胖者带来多重健康效应。

Note

# 第二节　糖尿病患者的膳食营养指导

## 【情景导入】

　　李先生,62 岁,身高 175 cm,体重 85 kg,工作性质需久坐。患有糖尿病 8 年,长期口服二甲双胍及注射胰岛素控制血糖,空腹血糖为 7.5～9 mmol/L,患病 8 年来体重变化不明显。

　　1.请为李先生制订糖尿病治疗膳食食谱。

　　2.请对李先生进行营养指导。

　　随着生活方式的改变和社会的高速发展,我国糖尿病的患病率正呈快速上升的趋势,成为继心脑血管疾病、肿瘤之后另一个严重危害人体健康的重要慢性非传染性疾病。2015—2017 年中华医学会内分泌学分会在全国进行的甲状腺、碘营养状态和糖尿病的流行病学调查显示,我国糖尿病患病率仍在上升,18 岁及以上人群糖尿病患病率为 11.2%,糖尿病的知晓率、治疗率和控制率仍处于较低水平。"民以食为天",明代医药学家李时珍也曾说过,"饮食者,人之命脉也",而对糖尿病患者而言,饮食可能比"天"还大,因为合理饮食对血糖、血脂、血压的控制有非常大的帮助,能够大大减少用药量,提高健康水平。因此,做好糖尿病患者的膳食营养指导,是做好糖尿病预防、治疗,延缓病情进展,减少急慢性并发症,提高生活质量的必要条件。

## 一、糖尿病概述

### (一)定义

　　糖尿病是一种由遗传因素和环境因素长期共同作用而导致的一组以糖代谢紊乱为主要表现的临床综合征,是一种慢性、全身性的代谢性疾病,主要由体内胰岛素分泌不足和(或)胰岛素作用障碍引起的碳水化合物、脂肪、蛋白质、水和电解质等代谢紊乱,以血浆葡萄糖水平增高为特征,可以出现急性或者慢性并发症,糖代谢状态分类见表 6-5。

表 6-5　糖代谢状态分类

| 糖代谢分类 | 静脉血浆葡萄糖/(mmol/L) | |
|---|---|---|
| | 空腹血糖(FPG) | 糖负荷后 2 h 血糖(2 h PG) |
| 正常血糖(NGR) | <6.1 | <7.8 |
| 空腹血糖受损(IFG) | 6.1～7.0 | <7.8 |
| 糖耐量降低(IGT) | <7.0 | 7.8～11.1 |
| 糖尿病 | ≥7.0 | ≥11.1 |

　　注:IFG 和 IGT 统称为糖调节受损。

### (二)分类

　　世界卫生组织(WHO)和国际糖尿病联盟(IDF)将糖尿病分为四种类型:1 型糖尿病(T1DM)、2 型糖尿病(T2DM)、妊娠糖尿病和特殊类型糖尿病。

　　1 型糖尿病的显著特征是胰岛β细胞数量显著减少和消失导致胰岛素分泌显著减少或缺失,多发生于青少年。2 型糖尿病是我国最常见的糖尿病类型,占糖尿病患者总数的 90% 以上,其显著特征为胰岛素调控葡萄糖代谢能力的下降(胰岛素抵抗)伴随胰岛β细胞功能缺陷所导致的胰岛素分泌减少(或相对减少)。遗传因素在 2 型糖尿病的发病中起着较大的作用,呈现多态性和异质性。环境因素多为多食、少动、肥胖、增龄,有家庭聚集现象。妊娠糖尿病指在妊娠期发生的糖代谢异常,不包括已经被诊断的糖尿病患者妊娠时的高血糖状态。

## 二、营养与糖尿病的关系

　　**1.高碳水化合物、高脂肪膳食**　长期高碳水化合物和(或)高脂肪膳食使血糖维持在较高水平,

影响胰岛 β 细胞的结构和功能,导致胰岛素分泌相对或者绝对不足,增加发生糖尿病的风险。

**2.低膳食纤维膳食**　水溶性膳食纤维有阻碍碳水化合物吸收、降低餐后血糖的作用,是降低 2 型糖尿病发病风险的重要膳食因素。

**3.其他**　膳食中缺乏铬、硒、B 族维生素、维生素 D、维生素 C、维生素 E 等均可诱发或者加重糖尿病。

### 三、糖尿病对健康的影响

糖尿病一般病程都比较长,大都需要终身接受治疗,因此成为一种终身疾病。糖尿病的急性并发症主要有糖尿病酮症酸中毒、糖尿病非酮症高渗性昏迷、乳酸酸中毒、低血糖等,其中致死率最高的为糖尿病非酮症高渗性昏迷。糖尿病慢性并发症有多种,常发生并发症的器官有心血管、脑血管、眼、肾、足、骨关节和口腔等,具体表现为冠心病、高血压、脑卒中,糖尿病视网膜病变可致失明,糖尿病肾病导致肾衰竭及糖尿病足可致截肢等。

### 四、糖尿病患者的膳食指导

(一)糖尿病患者的膳食指导依据

保护胰岛 β 细胞,控制血糖、血脂、血压,使之接近或达到正常值,减缓大小血管并发症的发生与发展;合理控制能量,使患者维持标准体重,从事正常活动;平衡膳食,满足身体对各类营养素的需求是糖尿病治疗的基本原则。相关医学指南建议,2 型糖尿病患者及糖尿病前期患者均需要接受个体化医学营养治疗,由熟悉糖尿病医学营养治疗的营养(医)师或综合管理团队(包括糖尿病教育者)在评估患者营养状况的基础上指导患者完成。

(二)糖尿病患者的膳食营养防治

**1.控制每日摄入的总能量,达到或维持理想体重**　糖尿病患者的膳食营养原则不是人们常说的很多都不能吃,而应是科学地吃。糖尿病患者的膳食治疗首要原则是合理控制能量摄入量,合理、均衡分配各种营养素,以达到控制患者代谢的目标。

能量供给需根据糖尿病患者病情、血糖、尿糖、年龄、性别、体重、劳动强度、活动量大小及有无并发症而定,糖尿病患者每日可摄入能量 1000～2600 kcal,年龄超过 60 岁者,每增加 10 岁,比规定值酌情减少 10% 左右,但每日能量摄入量不能低于 1000 kcal。

**2.保证碳水化合物的摄入**　碳水化合物所提供的能量应占总能量的 50%～60%,对碳水化合物的计算、评估是血糖控制的关键环节。每日定时进餐,在合理控制总能量的基础上适当提高碳水化合物摄入量。低血糖指数(glycemic index,GI)食物有利于血糖的控制,故糖尿病患者应多选低 GI 食物,注意适当增加粗粮和面食比例。一般 GI<55% 的食物为低 GI 食物,GI 为 55%～70% 的食物为中等 GI 食物,GI 大于 75% 的食物为高 GI 食物,常见食物的 GI 见表 6-6。

表 6-6　常见食物的 GI

| GI/(%) | 食　　物 |
|---|---|
| 75～79 | 藜麦 |
| 80～84 | 燕麦,荞麦,玉米面:黄豆面(2:1),玉米面:黄豆面:面粉(2:2:1) |
| 85～89 | 玉米面,玉米糁,芸豆,绿豆:粳米:海带(2:7:1) |
| 90～94 | 籼米,小米,标准面粉,高粱米,绿豆:粳米(1:3) |
| ≥95 | 粳米,白薯,糯米 |

**3.限制脂肪和胆固醇**　糖尿病患者必须控制脂肪的摄入量,尤其是肥胖的糖尿病患者更应严格限制,每日总量不得超过 40 g(包括主食与副食中包含的脂肪)。对于消瘦患者,由于碳水化合物限量,热量供应受到影响,可以适当增加脂肪摄入量,一般可控制在每日 50 g 左右。胆固醇摄入量不超过 300 mg/d。

**4.摄入适量的蛋白质**　摄入的蛋白质的量占全日总能量的 10%～15%,每日每千克体重需要蛋白质约 1 g,糖尿病患者应该稍多一些,成年糖尿病患者蛋白质摄入应为 1~1.2 g/(kg·d),其中优质蛋白质至少占 1/2。有显性蛋白尿的患者蛋白质摄入量宜控制在 0.8 g/(kg·d)。从肾小球滤过率(GFR)下降起,应实施低蛋白质饮食,蛋白质推荐摄入量为 0.6 g/(kg·d),为防止发生蛋白质营养不良,可补充 α-酮酸制剂。

**5. 提供丰富的膳食纤维**　膳食纤维具有较好的防治糖尿病的作用,能有效延缓碳水化合物和胆固醇在消化道的吸收,减弱餐后血糖的急剧增高,有助于患者血糖的控制。膳食纤维可分为可溶性与不溶性两类。常见的可溶性膳食纤维有果胶、藻胶、豆胶,存在于水果、蔬菜、海带、紫菜及豆类中。常见的不溶性膳食纤维有纤维素、半纤维素、木质素,存在于粗粮和豆类种子的外皮,植物的茎和叶部。糖尿病患者可以在血糖控制比较理想的情况下选择在两餐之间适量吃水果,推荐选择低糖水果,如苹果、梨、橘子、桃、草莓等。但要从每日摄入的食物总能量中扣除水果所含的能量。

**6. 摄入充足的维生素和合适的矿物质**　糖尿病患者应摄入足够的维生素 C、维生素 $D_3$、维生素 E、B 族维生素和 β 胡萝卜素,控制钠盐的摄入,适当增加铬、锌、钙、钾等,以利于胰岛素的合成和分泌,改善糖耐量。

**7. 少量多次饮水与限制饮酒**　糖尿病患者应主动少量多次饮水,不应在感觉口渴时才饮水,每日保证 6~8 杯,1500~1700 mL。饮水首选温热的白开水;依据个人情况,还可选用淡茶水,禁用或慎用含糖饮料。

糖尿病患者饮酒总原则:不喝或限制总量。糖尿病患者饮酒期间要注意血糖监测。血糖控制不佳或用胰岛素或磺脲类药物治疗者应禁酒。

### 五、糖尿病患者的食谱编制方法

食谱编制常用两种方法,即食物交换份法和营养成分计算法,也可用电脑软件进行编制。

(一)食物交换份法

食物交换份法中每类食物可以互相交换,其优点为易于达到平衡,只要每日的膳食包括四大类食物,即构成平衡膳食。在四大类食物中,每个交换份同类食物中蛋白质、脂肪、碳水化合物等营养素含量相似,能量大约为 376 kJ(90 kcal),故在制订食谱时,同类食物中各种食物可以互相交换,易于计算每日摄取的能量,可以做到食物多样化(表 6-7)。

表 6-7　食物交换的四大类(八小类)

| 组别 | 类别 | 每份重量/g | 能量/kcal | 主要营养素 |
|---|---|---|---|---|
| 谷薯组 | 谷薯组 | 25 | 90 | 碳水化合物、膳食纤维 |
| 菜果组 | 蔬菜类 | 500 | 90 | 矿物质、生物素、膳食纤维 |
| | 水果类 | 200 | 90 | |
| 肉蛋组 | 大豆类 | 25 | 90 | 蛋白质 |
| | 奶类 | 160 | 90 | |
| | 肉蛋类 | 50 | 90 | |
| 油脂组 | 硬果类 | 15 | 90 | 脂肪 |
| | 油脂类 | 10 | 90 | |

(二)营养成分计算法

**1. 确定每日饮食的总能量**　首先,计算出患者的标准体重。实际体重在标准体重 10% 范围内者为正常,低于 20% 者为偏瘦,超过 10% 者为超重,超过 20% 者为肥胖。其次,依据活动量选择能量级别,查表确定每千克体重所需的能量,并计算出每日所需要的总能量。每日所需要的总能量=标准体重(kg)×每千克体重需要的能量(kcal)。成年糖尿病患者每日能量供给量见表 6-8。

表 6-8　成年糖尿病患者每日能量供给量　（单位：kcal/kg）

| 体形 | 卧床休息者 | 轻体力劳动者 | 中体力劳动者 | 重体力劳动者 |
|---|---|---|---|---|
| 肥胖/超重 | 15 | 20～25 | 30 | 35 |
| 正常 | 15～25 | 30～35 | 35～40 | 40 |
| 消瘦 | 20～25 | 35 | 40 | 45～50 |

注：标准体重参考世界卫生组织推荐的计算方法。成人标准体重(kg)＝[身高(cm)－100]×0.9。

卧床休息者是指一天中绝大多数时间都卧床，偶尔下床，一般不出卧室者，见于病情严重者或失能者。轻体力劳动者是指办公室工作人员、一般商店售货员等以坐位工作为主的人员。中体力劳动者是指清洁工、警察等以站位、行走为主的人员。重体力劳动者是指搬运工、建筑工、农民等以体力劳动为主的人员。

计算标准体重方法：

例如"情景导入"中的李先生，其身高 175 cm，标准体重＝(175－100)×0.9＝67.5 kg，而李先生实际体重为 85 kg，超过标准体重 20% 为肥胖，因其以坐位工作为主，按轻体力劳动、超重计算，故其每日能量供给量应按 25 kcal/kg 计。那么他每日所需总能量＝标准体重×每千克体重需要的能量＝67.5×25≈1688(kcal)。

**2. 确定各营养素的比例及计算重量**　糖尿病膳食是称重膳食，在制订食谱，计算营养素时必须认真细致。三大产能营养素的分配方法如下：蛋白质每日每千克体重需 1～1.5 g，脂肪每日每千克体重需 0.8 g，剩下的能量由碳水化合物提供；或者按各自所占供能比来计算，每日碳水化合物所提供的能量占 50%～60%，蛋白质占 15%～20%，脂肪占 25%～30%。

以此方法计算三大产能营养素重量，李先生每日所需营养素的重量：碳水化合物＝1688×60%÷4≈253(g)，脂肪＝1688×25%÷9≈47(g)，蛋白质＝1688×15%÷4≈63(g)或者为标准体重×每千克体重(1 g)＝67.5×1＝67.5(g)。也就是说，每日需摄入碳水化合物 253 g，脂肪 47 g，蛋白质 63～67.5 g 能满足李先生机体的一般需要。

**3. 合理能量餐次分配**　少食多餐对糖尿病患者而言是一种很好的饮食习惯，一日至少三餐，定时定量，宁可多餐，也不要每餐吃得太多。具体而言，三餐能量按 1/3、1/3、1/3 分配或 1/5、2/5、2/5 分配。假如李先生三餐能量按 1/5、2/5、2/5 分配，每餐营养素摄入量计算如下。

早餐能量：1688×20%≈338(kcal)

早餐碳水化合物摄入量：253×20%＝50.6(g)

早餐蛋白质摄入量：63×20%＝12.6(g)

早餐脂肪摄入量：47×20%＝9.4(g)

中餐和晚餐的计算方法同早餐。

**4. 制订食谱**　根据以上计算结果，按烹调要求制订具体食谱供厨师烹调。通常先配主食，后配蔬菜，再配荤菜，包括豆制品，最后计算烹调油及调味品。

结合各种食物所含的成分，李先生全日食物组成如下。

早餐：主食(50 g)、鸡蛋(50 g)、鲜牛奶(250 g)、拌黄瓜(50 g)。

午餐：主食(100 g)、瘦肉(50 g)、豆腐(50 g)、青菜(250 g)。

晚餐：主食(100 g)、瘦肉(100 g)、青菜(250 g)。

李先生尽量少用动物油，全天可用菜籽油 25 g，盐 6 g。

(三)其他注意事项

**1. 食物烹调方法**　适合糖尿病患者的烹调方法主要有蒸、煮、炒、焖、拌，烹调中注意油盐用量，口味宜清淡，少选或者不选择油炸、油煎、红烧等烹调方法。

**2. 食物进食注意事项**　放慢吃饭速度，充分细嚼慢咽。讲究吃饭顺序，先喝清汤，再吃蔬菜，最后吃肉类和主食。少食多餐，控制盐的摄入量，以粗粮代替细粮。

【拓展阅读】

### 糖尿病每日饮食手掌法则

"吃多少"的决定权就掌握在我们自己"手"里。美国健康机构推出了《双手控制食物热量指南》，即每个人的双手可以变成极具个性化的食物"量器"，可方便、准确地帮助我们衡量餐盘中食物的体积大小，避免饮食过多。

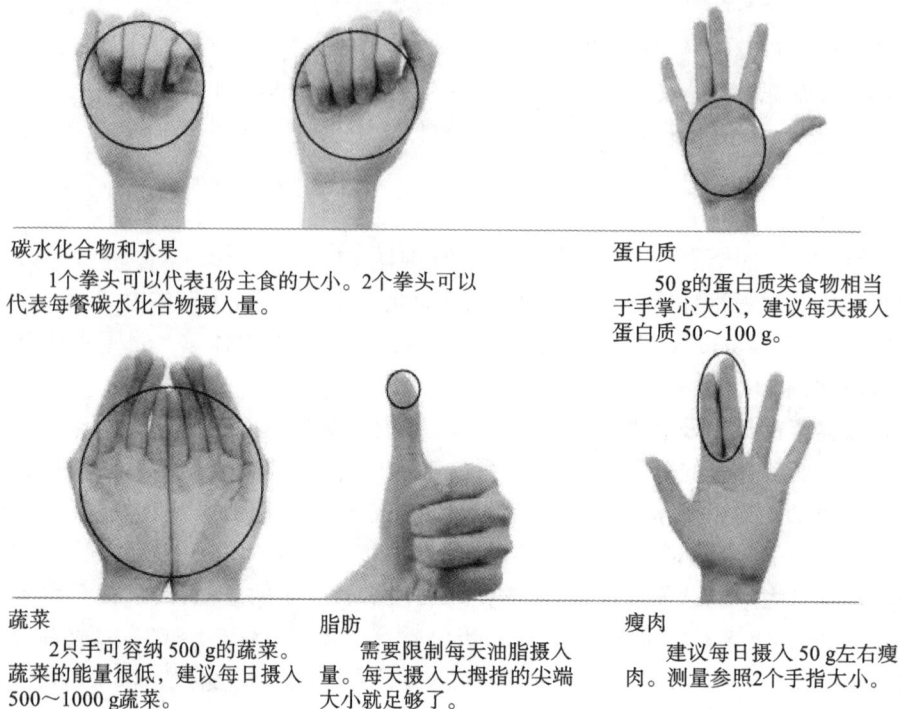

碳水化合物和水果
　　1个拳头可以代表1份主食的大小。2个拳头可以代表每餐碳水化合物摄入量。

蛋白质
　　50 g的蛋白质类食物相当于手掌心大小，建议每天摄入蛋白质50~100 g。

蔬菜
　　2只手可容纳500 g的蔬菜。蔬菜的能量很低，建议每日摄入500~1000 g蔬菜。

脂肪
　　需要限制每天油脂摄入量。每天摄入大拇指的尖端大小就足够了。

瘦肉
　　建议每日摄入50 g左右瘦肉。测量参照2个手指大小。

# 第三节　高血压患者的膳食营养指导

【情景导入】

　　邓先生，45岁，身高175 cm，体重80 kg，高血压病史2年，因血压控制不理想咨询医生，测量血压为165/100 mmHg。邓先生不喜欢吃水果和蔬菜，口味重，每餐离不开泡菜，每日吸烟20支，平均每日饮白酒3两；平时开车上下班，因办公室和宿舍楼层高，乘电梯上下楼，工作时间基本坐在电脑面前，很少走动，尚未发现明显的心血管疾病及肾脏并发症。

　　1.什么是高血压？

　　2.邓先生的哪些生活习惯不利于高血压的控制？

　　3.如何对邓先生进行高血压膳食营养指导？

　　中国居民膳食与健康调查提示我国高血压患病率仍呈上升趋势，18岁及以上居民高血压患病率为18.8%，我国高血压患者的知晓率、治疗率和控制率近年来有明显提高，但总体仍处于较低的水平。在所有心血管致死和致残的危险因素中，高血压占所有危险因素总体权重的50%~55%。随着我国人口老龄化进程的加速，以及城市人口数量增加，人们体力活动减少，成品或半成品食品越来越多，替代家庭制作食品越来越多导致食盐摄入量过多，高血压所致的心脑血管负担日益明显。控制高血压对预防心脑血管疾病的发病及死亡具有重要意义。

### 一、高血压概述

（一）定义

高血压是以体循环动脉压升高为主要表现的心血管综合征。高血压是多种心脑血管疾病的重要病因和危险因素，可损伤重要脏器，如心、脑、肾的结构或功能，最终导致这些器官的功能衰竭。高血压定义为未使用降压药物的情况下收缩压≥140 mmHg 和（或）舒张压≥90 mmHg。

流行病学研究发现，高血压具有一定的规律：高血压患病率与年龄呈正相关，女性更年期前患病率低于男性，更年期后高于男性；高纬度（寒冷）地区高于低纬度（温暖）地区，高海拔地区高于低海拔地区；同一人群有季节差异，冬季患病率高于夏季；与饮食习惯有关，人均盐和饱和脂肪酸摄入量越高，平均血压水平越高，经常大量饮酒者血压水平高于不饮酒或少量饮酒者；高血压患病率与经济文化发展水平呈正相关，与人群肥胖程度和精神压力呈正相关，与体力活动水平呈负相关。

【拓展阅读】

#### 高血压人数知多少

据《中国心血管健康与疾病报告 2021》统计，目前中国农村、城市约有 3.3 亿人患心血管病，其中脑卒中患者人数为 1300 万，冠心病为 1139 万，心力衰竭为 890 万，肺源性心脏病为 500 万，心房颤动为 487 万，风湿性心脏病为 250 万，先天性心脏病为 200 万，下肢动脉疾病为 4530 万，高血压为 2.45亿。这样一个巨大的患者群体，不得不说，高血压已经成为中国最为常见的慢性病。而导致高血压如此高发的原因，除了遗传因素以外，主要还是由于现代人爱吃高盐、高油、高脂的食物，并且大多数人运动量不够等。高血压是一种"无声的杀手"，它的危害在于，长期血压升高会对身体的血管和器官造成损伤，引起诸多并发症。绝大部分高血压可以预防，可以控制，却难以治愈。高钠、低钾膳食，超重和肥胖是我国人群重要的高血压危险因素，也是主要的可以改变的危险因素。

（二）分类

根据血压升高水平，高血压可进一步分为 1～3 级（表 6-9）。

表 6-9 血压分类和标准

| 分类 | 收缩压/mmHg | | 舒张压/mmHg |
| --- | --- | --- | --- |
| 正常血压 | <120 | 和 | <80 |
| 正常高值 | 120～139 | 和/或 | 80～89 |
| 高血压 | ≥140 | 和/或 | ≥90 |
| 1级（轻度） | 140～159 | 和/或 | 90～99 |
| 2级（中度） | 160～179 | 和/或 | 100～109 |
| 3级（重度） | ≥180 | 和/或 | ≥110 |
| 单纯收缩期高血压 | ≥140 | 和 | <90 |

### 二、高血压营养相关因素

原发性高血压是在一定的遗传背景下，由多种环境因素作用，导致正常血压调节机制失代偿。其中遗传因素占 40%，环境因素占 60%。在环境因素中，与高血压相关的营养因素如下。

（一）高钠、低钾膳食

我国人群食盐摄入量高于西方国家，我国大部分地区，人均每日盐摄入量为 12 g 以上，而《中国居民膳食指南（2022）》建议，成人每日食盐摄入量不超过 5 g。血压水平和高血压患病率与膳食中钠（氯化钠）的摄入量呈正相关，与钾摄入水平呈负相关。钠盐可明显升高血压，增加高血压的发病风险，而钾盐则可对抗钠盐升高血压的作用。我国 14 组人群研究表明，膳食钠摄入水平平均每日增加 2 g，收缩压和舒张压分别增高 2.0 mmHg 和 1.2 mmHg。食盐摄入量高的地区，高血压发病率也高。高钠、低钾膳食是导致我国大多数高血压患者发病的主要危险因素之一。

（二）超重或肥胖

超重或肥胖是高血压发病的危险因素，同时也是冠心病和脑卒中发病的独立危险因素。身体的脂肪含量与血压水平呈正相关。人群调查研究结果显示，体重指数（BMI）与血压水平呈正相关，BMI 每增加 3 kg/m²，4 年内发生高血压的风险男性增加 50%，女性增加 57%。BMI≥24 kg/m² 者发生高血压的风险是体重正常者的 3～4 倍。身体脂肪的分布与高血压发生也有关，腹部脂肪聚集越多，血压水平就越高。男性腰围≥90 cm 或女性腰围≥85 cm 者，发生高血压的风险是腰围正常者的 4 倍以上。

（三）饮酒

在我国，饮酒人数众多，过量饮酒也是高血压的发病危险因素，人群高血压患病率随饮酒量的增加而升高。虽然少量饮酒后短时间内血压水平会有所下降，但长期少量饮酒可使血压轻度升高。如果每日平均饮酒<3 个标准杯（1 个标准杯相当于 12 g 酒精，约合 360 g 啤酒，或 100 g 葡萄酒，或 30 g 白酒），收缩压与舒张压分别平均升高 3.5 mmHg 和 2.1 mmHg，过量饮酒则使血压明显升高，且血压升高幅度随着饮酒量增加而增大。

### 三、高血压对健康的影响

研究表明，高血压未经治疗，平均存活时间为 19 年，比正常人的寿命缩短 20 年。因为多数高血压悄然起病，症状不明显，即使有轻度的不适，患者的主观感觉与血压升高的程度也并不一致，导致患者忽视治疗，很多高血压患者明知道自己有高血压，也不进行治疗，直到引起严重的心脑血管损害才引起重视，而高血压未经治疗，3～5 年就可出现心、脑、肾的损害。据统计，我国每年新发中风的患者达 200 万，其中 2/3 致残或致死；每年死于高血压和心血管疾病的患者占总死亡人数的 41%。

### 四、高血压患者的膳食指导

高血压患者总的膳食指导原则与一般饮食原则一致，重点是限制食盐摄入量和控制体重，推荐地中海饮食模式。

（一）限制食盐摄入量

高血压患者应采用低钠膳食，钠对高血压的反应存在着个体差异，近年发现中度限钠至 70～100 mmol/d（每日 1.5～2.5 g 钠），血压即可下降。高血压患者可以根据病情给予不同程度的限钠饮食，对于大多数高血压患者，建议每日食盐摄入量为 2～5 g。《中国高血压防治指南》（2018 年修订版）提出控制钠盐摄入量的主要措施如下。

（1）减少烹调用盐及含钠高的调味品（包括味精、酱油）的用量。

（2）避免或减少食用含钠盐量较高的各类加工食品，如咸菜、火腿、各类炒货及腌制品。

（3）建议在烹调时尽可能使用定量盐勺，以起到警示的作用。

（4）肾功能良好者可选择低钠富钾替代盐。

（二）控制体重

控制体重可使高血压的发生率降低 28%。体重正常的高血压患者按体力活动强度摄入能量。超重及肥胖的高血压患者要减少能量摄入量，与相应体力劳动的健康成人相比每日减少 500～700 kcal，建议每日能量摄入量为 1500～2000 kcal。慢跑、游泳、打太极拳等有规律的有氧运动，有助于降低血压和减轻体重。运动强度要达到最大心率（220－年龄）的 50%～70%，每周 3～5 次，每次 30～60 min。运动强度或时间根据年龄和身体状况而确定。减重的速度因人而异，通常以每周减重 0.5～1 kg 为宜。

（三）多吃蔬菜、水果和粗粮

多吃蔬菜和水果有利于控制血压，蔬菜和水果含钾高，能促进钠的排出，有助于减少总能量超标的风险，避免肥胖。对伴有糖尿病的高血压患者，在血糖控制平稳的前提下，可选择低糖或中等含糖的水果。粗加工的谷类中膳食纤维、B 族维生素和矿物质的含量损失较少。建议主食要粗细搭配，不要仅限于吃米面,也要经常吃玉米、豆类、小米等。最好不吃或少吃油饼、油条、炸糕、奶油蛋糕、巧克力、雪糕等。建议高血压患者每日吃 400～500 g 新鲜蔬菜,200～300 g 新鲜水果,250～300 g 谷类。

（四）减少脂肪摄入量,补充适量优质蛋白质

脂肪提供的能量应不超过总能量的 25%。减少饱和脂肪酸的摄入量,胆固醇不超过 300 mg/d,烹调油 20～25 mL/d。蛋白质提供的能量占总能量的 15% 以上。合理食用大豆及其制品,应尽量做到每日有一餐以上的豆制品,其既可补充优质蛋白质,也可增加相应钙和维生素的摄入量。动物性蛋白质以禽类、鱼类、牛肉为主,适量减少猪肉摄入比例,可以降低脂肪和胆固醇的摄入水平。动物性食物建议参考摄入量为肉类 50 g/d,鱼虾贝类 50 g/d,蛋类 25 g/d。

（五）增加钾、钙、镁的摄入量

高血压患者宜多选择含钾丰富的食物。含钾丰富的食物种类很多,含钾量超过 800 mg/100 g 的食物有赤豆、杏干、蚕豆、扁豆、冬菇、竹笋、紫菜等。缺钙会加重高钠引起的血压升高。每日坚持吃豆类及其制品、奶类及其制品可以增加钙的摄入量,建议每日喝牛奶 250～300 mL。有研究提示低镁与高血压有关,因此,应保证膳食中多摄入富含镁的食物,如各种干豆、鲜豆、蘑菇、桂圆、豆芽等。

（六）限制饮酒

长期大量饮酒可导致血压升高,限制饮酒则可显著降低高血压的发病风险。每日酒精摄入量超过 30 g 者,随饮酒量增加,血压升高、降压药物疗效降低。我国男性长期大量饮酒者较多,部分女性也有饮酒的习惯,故应限制酒精摄入量,不提倡高血压患者饮酒。每日酒精摄入量男性不应超过 25 g,女性不应超过 15 g。

（七）高血压食谱示例

"情景导入"中邓先生一日低盐低脂食谱示例如表 6-10 所示。

表 6-10　高血压患者一日低盐低脂食谱示例

| 餐次 | 食谱名称 | 原材料名称及用量 |
| --- | --- | --- |
| 早餐 | 豆浆燕麦粥 | 豆浆 200 mL、燕麦片 50 g |
|  | 麦胚面包 | 麦胚面包 1 片(30 g) |
|  | 煮鸡蛋 | 鸡蛋 50 g |
|  | 大拌菜 | 黄瓜 50 g、水发木耳 30 g、核桃仁 20 g |
| 早加餐 | 苹果 | 苹果 1 个(200 g) |
|  | 酸奶 | 无糖酸奶 150 g |
| 午餐 | 鲜豌豆米饭 | 粳米 80 g、鲜豌豆 30 g |
|  | 芹菜鸡丝 | 鸡胸肉 50 g、香芹 100 g、甜椒 10 g |
|  | 凉拌红苋菜 | 红苋菜 150 g |
|  | 拌三丝 | 海带丝 50 g、金针菇 30 g、胡萝卜丝 30 g |
| 午加餐 | 荸荠 | 荸荠(带皮)150 g |
| 晚餐 | 紫米红豆饭 | 粳米 50 g、紫米 30 g、红豆 20 g |
|  | 清蒸鲈鱼 | 鲈鱼 150 g |
|  | 拌菠菜 | 菠菜 100 g |
|  | 番茄冬瓜汤 | 番茄 50 g、冬瓜 100 g |
|  | 全日饮料 | 白开水/淡茶水 1500～1700 mL |
|  | 全日用油 | 橄榄油 20 g |
|  | 全日用盐 | 食盐 4 g |

食谱评价:该食谱提供能量 1812 kcal,其中蛋白质 88 g,占总能量的 18.75%;脂肪 47 g,占总能量的 22.53%;碳水化合物 275 g,占总能量的 58.72%;产能营养素提供能量比例合理,能适当控制该患者的体重。本食谱适量增加蛋白质的摄入量,可以提高患者的基础代谢率;降低动物脂肪比例,选用富含单不饱和脂肪酸的橄榄油烹调,胆固醇限制在 300 mg 以下;保证膳食纤维的摄入量,并提供了充足的钾、钙、镁、维生素 C,以帮助调节血压。该膳食为低盐低脂膳食,可以有效控制每日钠盐的摄入量,能够满足邓先生的营养治疗需要。

# 第四节  痛风患者的膳食营养指导

## 【情景导入】

一位 35 岁肥胖男性,突发跖趾关节疼痛难忍伴局部发红和肿胀,去医院就医。医生诊断为急性痛风,予以相关药物治疗,并告知饮食注意事项。患者存在侥幸心理,觉得已经服药,而且症状已经好转,饮食控制并不重要,便在朋友的邀请下喝啤酒、吃海鲜,第二天跖趾关节再次发生疼痛、红肿。

1. 什么是痛风?

2. 痛风患者饮食注意事项有哪些?

3. 结合本案例,试述不改变饮食,只吃药是否可以改善痛风。

### 一、痛风的概述

(一)痛风的定义

痛风是一种由单钠尿酸盐沉积所致的晶体相关性关节病,与嘌呤代谢紊乱和(或)尿酸排泄减少所致的高尿酸血症直接相关,属于代谢性疾病范畴。高尿酸血症是痛风的发病原因,尿酸为嘌呤的代谢产物,主要由细胞分解代谢的核酸和其他嘌呤类化合物以及食物中嘌呤分解代谢产生。

(二)痛风的分期

痛风一般分为四期,但并不表示每位痛风患者都须依序经过这四个时期。痛风的分期如下。

第一期:无症状的高尿酸血症期。此期患者血清中的尿酸浓度会增高,但并未出现临床关节炎症状。

第二期:急性痛风关节炎期。此期患者会在受累关节部位出现剧痛症状,痛风发作时受累关节会出现严重红肿热痛现象,疼痛令人无法忍受。

第三期:发作间期。痛风的发作间期是指患者症状消失的时期,患者未出现任何症状。

第四期:痛风石与慢性痛风关节炎期。尿酸结晶沉积在软骨、滑液膜及软组织中,形成痛风石,有时会影响血管与肾,造成严重肾衰竭。痛风石也常常沉积于耳朵、手部、肘部、跟腱、脚踝或脚趾等部位,会引起局部溃疡,不易愈合,甚至需接受截除手术。

### 二、痛风与营养的关系

尿酸是嘌呤代谢的终产物,嘌呤是细胞核的组成元素,几乎所有的动植物细胞中都有嘌呤成分。人体尿酸有两个来源:一部分来源于机体经各种代谢转化形成的尿酸(即内源性尿酸),约占体内尿酸的 80%;另一部分来源于富含嘌呤的食物(即外源性尿酸),约占体内尿酸的 20%。但机体代谢产生的嘌呤与从食物中摄取的嘌呤在体内的转归差异较大。机体代谢产生的嘌呤在多种酶的作用下,经过复杂的代谢过程,大部分合成核酸被组织重新利用,少部分分解成尿酸;而食物来源的嘌呤绝大部分生成尿酸,很少被机体利用。因此,食物中摄取的嘌呤含量对机体尿酸水平的影响较大。

### 三、痛风和高尿酸血症对健康的影响

关于痛风的危害,很多人的第一印象是痛,痛风发作时关节肿痛,令人无法忍受。但是痛风不是只有关节肿痛一个危害,还有很多更严重的危害,如高尿酸血症会引起内脏的损害,尿酸结晶沉积于

肾脏,进而引起肾间质的损害,甚至引发肾衰竭;尿酸结晶沉积于关节会引起关节的变形及骨破坏引起的虫蚀样改变;尿酸结晶沉积于血管会导致血管的硬化,从而诱发心脑血管疾病。痛风的并发症包括痛风性肾病、肾结石、糖尿病、高血压、股骨头坏死、动脉粥样硬化等。因此,痛风患者应该重视疾病,通过日常膳食做好疾病预防,防止各种并发症的发生,从而提高生活质量。

### 四、痛风患者的膳食指导

高尿酸血症和痛风患者应基于个体化原则,养成合理的饮食习惯及建立良好的生活方式,限制高嘌呤动物性食物。通过膳食疗法可以减少外源性嘌呤摄入量,增加尿酸排泄,减轻血尿酸负荷,降低痛风发生的风险或减少痛风急性发作的次数,延缓相关并发症的发生与发展。

（一）饮食原则

**1.避免高嘌呤饮食摄入** 痛风及高尿酸血症患者应了解各种食物中嘌呤含量,以便更好地选择食物。食物中的嘌呤含量的一般规律如下:内脏＞肉类＞鱼类＞干豆＞坚果＞叶菜＞谷类＞水果。常见食物嘌呤含量见表 6-11。

**表 6-11 常见食物嘌呤含量**

| 嘌呤含量 | 食物类别 | 食物清单 |
|---|---|---|
| 超高嘌呤食物（每 100 g 嘌呤含量＞150 mg） | 动物内脏 | 肝脏、脑、肠等 |
| | 部分水产品 | 带鱼、鲶鱼、丝鱼、沙丁鱼、凤尾鱼、富贵虾等 |
| | 部分汤 | 肉汁、浓鱼汤、海鲜火锅汤 |
| 中高嘌呤食物（每 100 g 嘌呤含量为 75～150 mg） | 各种畜肉 | 猪肉、牛肉、羊肉、驴肉等 |
| | 禽肉 | 鸡肉、鸭肉、鹅肉、鸽子肉、鹌鹑肉等 |
| | 部分鱼类 | 鲤鱼、鳕鱼、鲈鱼、梭鱼、鲭鱼、鳗鱼及黄鳝 |
| | 甲壳类 | 龙虾、螃蟹等 |
| | 干豆类 | 黄豆、黑豆、绿豆、扁豆等 |
| 中低嘌呤食物（每 100 g 嘌呤含量为 30～75 mg） | 蔬菜类 | 菠菜、莴笋、芦笋、花椰菜、四季豆、蘑菇 |
| | 部分水产/鱼类 | 三文鱼、金枪鱼、青鱼、鲱鱼、鲑鱼、鲥鱼、白鱼等 |
| | 谷物类 | 麦片、麦麸、面包等 |
| | 部分豆类及大豆制品 | 毛豆、豌豆、豆浆、豆干、豆皮、腐竹、豆腐等 |
| | 部分水果 | 榴莲 |
| 低嘌呤食物（每 100 g 嘌呤含量＜30 mg） | 乳类 | 鲜奶、炼乳、奶酪、酸奶等 |
| | 蛋类 | 鸡蛋、鸭蛋、鹌鹑蛋等 |
| | 蔬菜类 | 卷心菜、胡萝卜、芹菜、黄瓜、茄子、甘蓝、莴苣、南瓜、西葫芦、番茄、萝卜、厚皮菜、土豆等 |
| | 谷物类 | 玉米、高粱、小米、荞麦、燕麦等 |
| | 水果 | 苹果、香蕉、无花果、鲜枣、梨、芒果、橘子、橙子、柠檬、葡萄、石榴、桃子、菠萝、西瓜、木瓜、龙眼等及干果 |
| | 饮料 | 汽水、茶、咖啡等 |
| | 其他 | 油脂、糖及糖果、果酱、花生酱等 |

**2. 限制总能量**　痛风与肥胖、糖尿病、高血压及高脂血症等关系密切,体内脂肪堆积可导致胰岛素抵抗,继发痛风。肥胖患者减重应循序渐进,切忌过快,以免机体产生酮体,酮体与尿酸竞争清除,使血尿酸水平升高。

**3. 摄入适量碳水化合物**　碳水化合物有抗生酮的作用和增加尿酸排泄的作用,是能量的主要来源,提供的能量占总能量的50%～60%。宜选择血糖指数低的全谷物食物。鼓励全谷物食物占全日主食量的30%以上。全日膳食纤维摄入量达到30 g。但谷皮嘌呤含量高,粗粮未经精细加工,部分嘌呤未能去除,因此患者在痛风发作期不宜食用粗粮,应以精、细粮为主。

**4. 摄入适量蛋白质**　限制动物性蛋白质摄入量以控制嘌呤摄入,可增加植物性蛋白质(如豆类等)的摄入量。动物性蛋白质可选用牛奶、鸡蛋等。瘦肉和禽类可经煮沸后弃汤食用,但摄入量仍需限制。

**5. 增加蔬菜水果的摄入**　每日摄入500 g或更多的新鲜蔬菜,适当增加机体多种微量元素、维生素、膳食纤维,促进尿酸盐溶解和排泄。建议高尿酸血症或痛风患者注意选择低果糖水果,少吃或不吃果糖含量偏高的水果。

**6. 限制含较多果糖和蔗糖食品的摄入量**　蔗糖分解时产生葡萄糖和果糖,果糖在体内代谢会消耗大量的三磷酸腺苷(ATP),分解产生嘌呤,从而引起高尿酸血症。糖果、糕点、甜饮料(包括果汁、可乐等含糖饮料)等都是果糖较丰富的来源。另外,蜂蜜虽然营养价值较高,但含糖量高达70%,主要为果糖和葡萄糖。因此高尿酸血症和痛风患者应控制含较多果糖和蔗糖食品的摄入量。

**7. 保证足量饮水**　足量饮水,有利于尿酸排出,是痛风患者饮食治疗的重要环节。每日饮水量应保持在2000 mL以上,以维持一定的尿量,促进尿酸排泄,防止尿酸盐的形成和沉积。但患者若伴有肾功能不全,饮水量应适量。

**8. 低盐低脂饮食**　食盐摄入过多后会使尿钠增加,在肾脏内与尿酸结合为尿酸钠,后者容易沉积在肾脏。高脂饮食会使尿酸排泄减少,尿酸水平增高。脂肪提供的能量应占全日总能量的20%～30%。

**9. 限制饮酒**　酗酒常为急性痛风发作的诱因。酒精代谢可以使乳酸浓度增加,抑制肾脏对尿酸的排泄。同时,酒精中也有嘌呤,各类酒中嘌呤含量为陈年黄酒＞啤酒＞普通黄酒＞白酒。

**10. 建立良好的饮食习惯**　进食要定时定量或少食多餐,不要暴饮暴食或一餐中进食大量肉类。少用刺激性调味品。海产品、肉类及高嘌呤植物性食物煮后弃汤食用可减少嘌呤摄入量。

(二)痛风患者日常饮食参考食谱

**1. 痛风急性期营养治疗**　痛风急性期饮食调整很重要,几乎所有痛风急性发作由饮食不当所致,因此,饮食结构改变在痛风治疗中属于首要因素,急性期应选用不含嘌呤或低嘌呤膳食,嘌呤摄入量应限制在150 mg/d,忌选用高嘌呤食物。脂肪摄入量应控制在50 g/d左右,肉类摄入量限制在100 g/d以内,蔬菜为500～1000 g/d,低果糖水果为150～250 g/d,液体量维持在2000 mL/d以上,心肾功能不全时水分宜适量。其他影响尿酸排泄的食物也应少吃或不吃。痛风急性期一日食谱参见表6-12。

表6-12　痛风急性期一日食谱

| 类　型 | 食　谱 |
| --- | --- |
| 早餐 | 纯牛奶(250 mL),馒头(富强粉50 g),凉拌黄瓜(100 g) |
| 午餐 | 米饭(大米100 g),肉末冬瓜(冬瓜100 g,瘦猪肉50 g),清蒸南瓜(100 g) |
| 午加餐 | 苹果(150 g) |
| 晚餐 | 蒸红薯(150 g),番茄炒鸡蛋(番茄100 g,鸡蛋50 g),清炒包菜(100 g) |

**2. 痛风慢性期营养治疗** 给予平衡膳食,适当放宽嘌呤摄入的限制,但仍禁食含嘌呤较高的食物,限量选用含嘌呤 75 mg/100 g 以内的食物。控制总能量,维持理想体重;瘦肉煮沸去汤后与鸡蛋、牛奶交换食用。限制脂肪摄入,防止过度饥饿。平时养成多饮水的习惯,控制食盐摄入量。

**3. 痛风无症状期和间歇期营养治疗** 痛风患者间歇期可适当选用中等嘌呤含量食物,不吃或少吃高嘌呤食物。痛风间歇期一日食谱参见表 6-13。

表 6-13 痛风间歇期一日食谱

| 类 型 | 食 谱 |
|---|---|
| 早餐 | 纯牛奶(250 mL),煮鸡蛋 1 个(50 g),馒头(富强粉 50 g),凉拌木耳(50 g) |
| 午餐 | 米饭(大米 150 g),洋葱肉丝(洋葱 100 g,瘦猪肉 50 g),丝瓜汤(丝瓜 100 g) |
| 午加餐 | 香蕉(150 g) |
| 晚餐 | 小米粥(小米 50 g),肉末芹菜(芹菜 100 g,瘦猪肉 25 g),凉拌菠菜(150 g) |

该食谱提供能量 1778 kcal,其中蛋白质 67 g,占总能量的 15%;脂肪 49.4 g,占总能量的 24%;碳水化合物 278.1 g,占总能量的 61%;产能营养素提供能量比例合理。该膳食为低嘌呤膳食,可以有效控制每日嘌呤的摄入量。该食谱蛋白质比例合理,保证了患者的基础代谢率;降低了动物脂肪比例;保证了膳食纤维的摄入量,选用低嘌呤含量的蔬菜、低果糖水果和多种矿物质、维生素,促进尿酸盐溶解和排泄。该食谱能够满足痛风间歇期患者的营养治疗需要。

## 【拓展阅读】

### 高嘌呤食材的合理营养与烹饪

高尿酸血症及痛风患者选择食材需要灵活变通,不能只考虑嘌呤问题,而忽视了合理的营养需求,如过度的低嘌呤饮食,反而不利于身体健康,饮食应以适度均衡为度。比如,大多数鱼类虽然属于中嘌呤食物种类,但鱼类中富含不饱和脂肪酸,尤其是人体必需的二十二碳六烯酸(DHA)和二十碳五烯酸(EPA),所以建议适量食用。

除了科学选择食物种类之外,食物的加工方式也很重要,嘌呤是水溶性分子,煮和焯等烹饪方法可以减少食物中 30%～40% 的嘌呤。比如肉类、禽类等可煮后弃汁,降低嘌呤含量后再烹饪(可采用蒸、煮、炖、汆、卤等用油量少的方法)。由于高脂肪会抑制尿酸的排出,因此饮食中要减少脂肪摄入量,每日摄入量应少于 50 g。豆类营养价值高,嘌呤含量也较高,属于中高嘌呤食物,但许多豆类在制成豆制品的过程中,嘌呤因溶于水而被去除,含量明显降低。因此,相比直接食用豆类,痛风患者更适宜食用豆腐、豆腐干、豆浆等豆制品。

## 【课程思政板块】

党的十九大做出了实施健康中国战略的重大部署,把健康中国提升为国家发展的重大战略。2019 年 6 月 24 日印发《国务院关于实施健康中国行动的意见》,并于 7 月 9 日成立健康中国行动推进委员会,负责统筹推进《健康中国行动(2019—2030 年)》,就落实健康中国战略提出的"坚持预防为主,倡导健康文明生活方式,预防控制重大疾病"重大任务,着手在全国范围内开展健康中国行动。2019 年我国因慢性病导致的死亡人数占总死亡人数的 88.5%,肥胖、高血压、糖尿病、高尿酸血症和痛风都是常见的慢性病,也是常见的现代健康杀手,人们常说"病从口入",以上疾病都与饮食息息相关。从一日三餐着手,降低能量摄入,增加能量消耗,平衡营养素比例,保证微量营养素的摄入,合理营养膳食,以降低以上慢性病的发病率。

小组活动:走访社区、养老机构,跟随教师一起开展针对肥胖、高血压、糖尿病和痛风患者的患病率和膳食特点调研工作,并完成调研案例分析或报告,初步了解以上疾病患者的饮食特点。

Note

## 同步练习

### 一、单项选择题

1. 糖尿病是一种由遗传因素和环境因素长期共同作用而导致的一组以下列哪个代谢紊乱为主要表现的临床综合征?(　　)

A. 糖代谢　　　B. 脂肪代谢　　　C. 蛋白质代谢　　　D. 维生素及矿物质代谢

2. 以下关于糖尿病的碳水化合物选择描述中哪个是正确的?(　　)

A. 糖尿病患者应选择高 GI 食物

B. 碳水化合物所提供的能量应占总能量的 50％～60％

C. 对碳水化合物的计算、评估可以依据个人爱好选择,不需要太严格

D. 当食物的 GI＞65％时,则该食物可称为高 GI 食物,糖尿病患者应尽量少吃

3. 高血压的主要危险因素有(　　)。

A. 高钠低钾膳食　　　　　　　　B. 低钠高钾膳食

C. 高钠高钾膳食　　　　　　　　D. 低钠低钾膳食

4. 高血压最严重的并发症是(　　)。

A. 膀胱癌、乳腺癌　　　　　　　B. 脑卒中、冠心病

C. 痛风、肺心病　　　　　　　　D. 糖尿病、痛风

5. 痛风的发病原因是(　　)。

A. 高血压　　　B. 糖尿病　　　C. 高尿酸血症　　　D. 肥胖

6. 以下关于痛风患者的膳食指导说法错误的是(　　)。

A. 膳食治疗可以减少外源性嘌呤摄入量,可以降低痛风发生的风险或急性发作的次数

B. 痛风的膳食治疗应基于个体化原则,建立合理的饮食习惯及良好的生活方式

C. 痛风患者应选择低血糖指数的全谷物食物,在急性期最好以粗粮为主

D. 痛风患者限制动物性蛋白质摄入量以控制嘌呤摄入量,可增加植物性蛋白质(如豆类等)摄入量

7. 以下关于痛风患者的膳食指导说法错误的是(　　)。

A. 食盐摄入过多会使尿钠增加,在肾脏内与尿酸结合为尿酸钠,后者容易沉积在肾脏

B. 高脂饮食使尿酸排泄减少,尿酸水平增高

C. 果糖不含有嘌呤,不会引起高尿酸血症和痛风

D. 高尿酸血症和痛风患者应控制含较多果糖和蔗糖食品的摄入量

8. 肥胖是指体重指数≥(　　)kg/m²。

A. 24　　　　B. 26　　　　C. 28　　　　D. 30

### 二、多项选择题

1. 糖尿病由于体内胰岛素分泌不足或(和)胰岛素作用障碍引起多种代谢紊乱。糖尿病代谢紊乱包括以下哪些?(　　)

A. 碳水化合物　　B. 脂肪　　　C. 蛋白质　　　D. 水和电解质　　　E. 以上都不是

2. 高血压患者的健康生活方式主要包括以下哪几个方面?(　　)

A. 高脂膳食　　　B. 适量运动　　　C. 戒烟限酒　　　D. 心理平衡　　　E. 高钠低钾膳食

3. 以下哪些属于高嘌呤食物?(　　)

A. 动物内脏　　　　　　　　B. 猪肉、牛肉、羊肉　　　　　　　　C. 肉汤

D. 水果　　　　　　　　　　E. 大米

4. (　　)含有单不饱和脂肪酸。

A. 橄榄油　　　B. 菜籽油　　　C. 花生油　　　D. 葵花籽油　　　E. 玉米油

5. 肥胖者常见的不良饮食习惯包括(　　)。

A. 不吃早餐　　　B. 常吃快餐　　　C. 进餐速度过快　D. 夜间加餐　　　　E. 细嚼慢咽

### 三、判断题

1. 糖尿病患者血糖高,因此无论血糖控制与否,都不应该食用水果。(　　)

2. 糖尿病患者的膳食治疗首要原则是合理控制能量,合理、均衡分配各种营养素,达到控制代谢的目标。(　　)

3. 痛风患者只要不吃高嘌呤食物就一定可以预防痛风的发作。(　　)

4. 肥胖患者减重应循序渐进,切忌过快,以免机体产生酮体,酮体与尿酸竞争清除,使血尿酸升高。(　　)

5. 水果中嘌呤含量较低,痛风患者可以不限量食用。(　　)

# 常见的营养干预技术及管理

## 第一节　营养干预

【情景导入】

　　李爷爷,68 岁,退休后一直在家休息,最近因牙齿松动到医院就诊,经过营养师评估,发现他近一个月食欲不振,体重下降明显。营养师询问后发现李爷爷近来牙疼,进食困难,导致食物摄入减少,引起能量缺乏型营养不良。

　　请思考:我们应该怎样做才能改善李爷爷的营养状况?

### 一、营养不良的分类

　　提到营养不良时,人们常会联想到"瘦骨嶙峋""面黄肌瘦""骨瘦如柴"等词,但营养不良的定义实则经历了营养不足、营养不足＋营养过剩、营养紊乱三个阶段。

　　(一)第一阶段:营养不足

　　早期的营养不良定义完全等同于营养不足(undernutrition),没有营养过剩(overnutrition)的内涵。因为营养不足和饥饿一直是困扰人类的重要问题,营养不足曾经长期是人类的第一大死亡原因,而营养过剩几乎不存在,即使存在,也是极个别的问题。

　　因此,早期营养不良的定义为:食物或某种营养素(包括脂肪、碳水化合物、蛋白质、维生素及矿物质)摄入不足或营养素吸收和利用障碍导致的一种状态。

　　如食物摄入不足导致的儿童生长发育迟缓,蛋白质摄入不足导致的"大头婴",铁摄入不足导致的贫血,维生素 C 摄入不足导致的坏血病,维生素 A 摄入不足导致的夜盲症,维生素 $B_1$ 摄入不足导致的脚气病等。

　　(二)第二阶段:营养不足＋营养过剩

　　随着社会经济的发展及饮食、生活方式的变化,营养过剩情况逐渐增加,肥胖问题日趋严重。为了应对这一变化,研究者赋予营养不良新的内涵,将营养不良分为营养不足及营养过剩两种。

　　1923 年,Tidmarsh F W 提出营养不良定义的两个方面:相对于身高,体重低于或超出正常标准就为营养不良。这可能是人类第一次将营养过剩加入营养不良的定义中,也可能是第一次用体重指数(BMI)来诊断营养不良。

　　2006 年,欧洲临床营养和代谢学会(European Society for Clinical Nutrition and Metabolism,ESPEN)在 ESPEN 指南的名词中将营养不良定义为:由能量、蛋白质及其他营养素不足或过多(或不平衡)引起的,可以检测到的组织/身体组成(体型、体态及成分)变化、功能下降及不良临床结局的一种营养状态。明确地将营养不良分为营养不足及营养过剩两种。

　　(三)第三阶段:营养紊乱

　　2015 年,欧洲临床营养和代谢学会(ESPEN)再次发表专家共识,提出了全新的营养紊乱概念及其诊断体系,并将其分为营养不良(malnutrition)、微量营养素异常(micronutrient abnormality)和营养过剩(overnutrition)三类。

营养紊乱是指营养物质摄入不足、过量或比例异常,与机体的营养需求不协调,从而对细胞、组织、器官的形态、组成、功能及临床结局造成不良影响的综合征,涉及摄入失衡、利用障碍、消耗增加三个环节。

营养紊乱的概念实际上是将微量营养素异常、营养过剩从以前的营养不良内涵中剥离出来,将营养不良限定在能量和宏量营养素不足,即蛋白质-能量营养不良(protein-energy malnutrition, PEM),并将营养不良再细分为四类,即饥饿相关性低体重(starvation-related underweight)、恶病质/疾病相关性营养不良(cachexia/disease-related malnutrition)、肌少症(sarcopenia)、虚弱症(frailty)(图 7-1)。

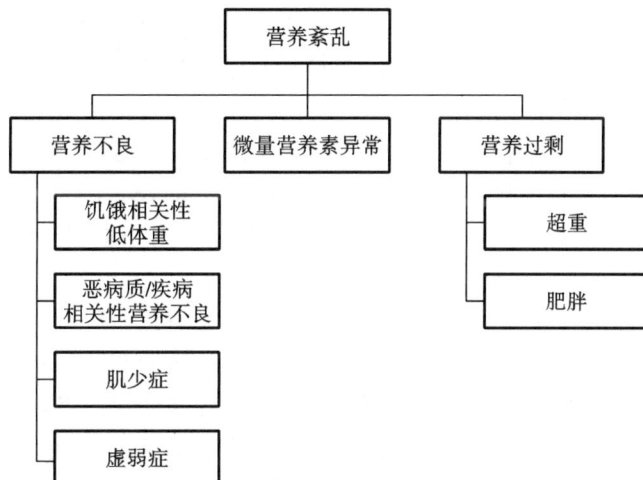

图 7-1　ESPEN 2015 年营养紊乱内涵

## 二、营养不良的三级诊断

基于 2015 年欧洲临床营养和代谢学会(ESPEN)提出的全新营养紊乱概念及其诊断体系,营养不良诊断标准变得清晰、简便。2015 年,中国抗癌协会肿瘤营养与支持治疗专业委员会(CSONSC)提出了营养不良的三级诊断概念,即在传统二级营养不良的诊断(营养筛查、营养评估)后增加了综合评价(表 7-1)。

表 7-1　营养不良三级诊断的内容

| 项目 | 营养筛查 | 营养评估 | 综合评价 |
| --- | --- | --- | --- |
| 内容 | 营养风险及营养不良筛查 | 营养不良及其严重程度评估 | 营养相关多参数、多维度综合评定 |
| 时机 | 入院 24 h 内 | 入院 48 h 内 | 入院 72 h 内 |
| 实施人员 | 护士 | 营养护士、营养师 | 不同学科人员 |
| 结果 | 定性 | 半定量 | 定量 |
| 目的 | 判断有无营养风险 | 明确有无营养不良及其严重程度 | 了解营养不良的原因、类型及后果 |
| 诊断结论 | 营养正常、营养不良风险、营养不良 | 无营养不良,营养不良(轻、中、重度) | 营养不良的原因、类型、有无器官功能障碍 |
| 后续处理 | 制订营养治疗计划,实施营养评估 | 实施营养干预,进行综合评价 | 进行综合治疗 |

（一）第一级诊断：营养筛查

营养筛查是指医务人员应用营养筛查技术或工具，判断患者是否存在营养风险的过程。营养筛查的方法很多，常用量表法和计算法，酌情选用一种即可。

**1. 营养风险筛查量表**　具体量表参照第四章第二节。

**2. 营养风险计算法**　常用理想体重法和体重指数（BMI）法。BMI 标准有种族、地区的差异，欧美国家 BMI 标准高于亚洲和非洲国家。

**3. 营养筛查适用对象**　营养状况是患者的基本生命体征，所有患者都应该常规接受营养筛查。住院患者营养筛查在入院后 24 h 内由办理入院手续的护士实施，门诊患者营养筛查则由接诊医务人员如医师、营养师、护士等实施。

**4. 营养筛查结果分析及处理**　营养筛查的结果一般为营养正常、营养不良风险和营养不良三种。对营养筛查正常的患者，在 1 个疗程结束后，再次进行营养筛查；对营养筛查阳性（即存在营养不良风险和营养不良）的患者，应进行营养评估，同时制订营养治疗计划或进行营养教育。

（二）第二级诊断：营养评估

**1. 营养评估量表**　营养评估量表数量众多，临床上以主观整体评估（subjective global assessment，SGA）、患者主观整体评估（patient-generated subjective global assessment，PG-SGA）、微型营养评估（mini-nutritional assessment，MNA）最为常用。对不同人群实施营养评估时应该选择不同的量表。

**2. 营养评估方法**　膳食调查、人体测量是经典的营养评估方法。

**3. 营养评估适用对象**　对营养筛查阳性（即存生营养不良风险和营养不良）的患者，应该进行第二级诊断，即营养评估；对特殊患者，如肿瘤患者、危重症患者和老年患者（≥65 岁），无论其第一级诊断（营养筛查）结果如何，均应常规进行营养评估，因为营养筛查对这些人群有较高的假阴性率。营养评估应于患者入院后 48 h 内由专业营养人员（营养护士、营养师）完成。

**4. 营养评估结果分析及处理**　通过营养评估将患者分为无营养不良和营养不良两类。无营养不良的患者无须营养干预。营养不良的患者应进行严重程度分级，实施进一步的综合评价，或同时实施营养治疗，并遵循五阶梯模式。无论是否存在营养不良，在治疗原发病 1 个疗程结束后，均应再次进行营养评估。

（三）第三级诊断：综合评价

在第二级诊断的基础上，通过询问病史、体格检查、实验室和器械检查分析导致营养不良的原因（原发病），从能耗水平、应激程度、炎症反应、代谢状况四个维度对营养不良进行分型，从人体组成、体能、器官功能、心理状况、生活质量对营养不良的后果进行五个层次分析，这些措施统称为综合评价。将营养不良的类型分为单纯性营养不良和复杂性营养不良。

**1. 综合评价的方法**　综合评价仍然采用临床疾病诊断的常用方法，如询问病史、体格检查、实验室检查、器械检查，重点关注营养相关问题，增加体能与代谢评价。在实施综合评价时，应充分考虑医院条件、患者病情特点和经济能力，因地制宜、因人制宜、因病制宜，个体化选择综合评价方案。

**2. 综合评价适用对象**　原则上，所有营养不良患者都应进行综合评价，但是出于卫生经济学和成本-效益因素考虑，轻、中度营养不良患者可不常规进行综合评价，重度营养不良患者应该常规实施综合评价。一般来说，患者应在入院后 72 h 内由不同学科人员实施综合评价。

**3. 综合评价结果分析及处理**　综合评价异常需实施综合治疗，包括营养教育、人工营养、炎症抑制、代谢调节、体力活动、心理疏导甚至药物治疗。此时，常规的营养补充不再有效，可选择免疫营养、代谢调节治疗、精准或靶向营养治疗等。无论综合评价正常与否，在治疗原发病 1 个疗程结束后，均应再次进行综合评价。

### 三、营养干预的五阶梯模式

营养不良无论在住院患者，还是社区人群都是一个严重问题，老年人、恶性肿瘤及其他良性慢性消耗性疾病患者是营养不良的高发人群。营养不良的严重后果众所周知,而营养不良的规范治疗仍然是一个有待讨论的问题。

营养不良的规范治疗应该遵循五阶梯模式(图7-2)。首先选择营养教育,然后依次向上晋级选择口服营养补充(oral nutritional supplement,ONS)、全肠内营养(total enteral nutrition,TEN)、部分肠外营养(partial parenteral nutrition,PPN)、部分肠内营养(partial enteral nutrition,PEN)、完全肠外营养(total parenteral nutrition,TPN)。参照 ESPEN 指南建议,当下一阶梯不能满足60%目标能量需求3~5天时,应该选择上一阶梯。

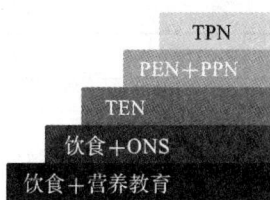

**图7-2 营养不良患者营养干预五阶梯模式**
注:TPN,完全肠外营养;TEN,全肠内营养;PPN,部分肠外营养;PEN,部分肠内营养;ONS,口服营养补充。营养教育包括营养咨询、饮食指导与饮食调整。

(一)第一阶梯:饮食+营养教育

饮食+营养教育是所有营养不良患者(不能经口摄食的患者除外)首选的治疗方法,是一项经济、实用而且有效的措施,是所有营养不良治疗的基础。轻度营养不良患者使用第一阶梯治疗即可能完全治愈。

(二)第二阶梯:饮食+口服营养补充(ONS)

2006年 ESPEN 指南将口服营养补充(ONS)定义为除了正常食物以外,补充性经口摄入特殊医学用途(配方)食品的一种营养支持方法。顾名思义,口服营养补充是以特殊医学用途(配方)食品(food for special medical purposes,FSMP)经口服途径摄入,补充日常饮食的不足。研究发现,每日通过 ONS 提供的能量大于 400 kcal 才能更好地发挥 ONS 的作用。如果饮食+营养教育不能达到目标需要量,则应该选择饮食+ONS。

(三)第三阶梯:全肠内营养(TEN)

全肠内营养(TEN)特指在完全没有进食条件下,所有的营养素完全由肠内营养制剂(FSMP)提供。在饮食+ONS 不能满足目标需要量或者一些完全不能饮食的条件下如食管癌完全梗阻、吞咽障碍、严重胃瘫,TEN 是理想选择。

在一些特定情况下,TEN 不仅是一种营养补充手段,还是一种独特的治疗方法,实施 TEN 时,要注意掌握"一、二、三、四、五"(表7-2)。

**表7-2 实施 TEN 应该掌握的核心内容**

| 序号 | 步骤 | 要点 | 核心内容 |
| --- | --- | --- | --- |
| 一 | 掌握一个原则 | 个体化原则 | 根据每一位患者的实际情况选择合适的营养制剂、输注途径及方法 |
| 二 | 了解两个不耐受 | 胃不耐受 | 多与胃动力有关 |
| | | 肠不耐受 | 多与使用不当有关 |
| 三 | 观察三个部位 | 上:上消化道 | 如恶心、呕吐 |
| | | 中:腹部 | 如腹痛、腹胀、肠鸣音 |
| | | 下:下消化道 | 如腹泻、便秘,大便次数、性质与形状 |
| 四 | 重视四个问题 | 误吸 | |
| | | 反流 | |
| | | 腹胀 | |
| | | 腹泻 | |

续表

| 序号 | 步骤 | 要点 | 核心内容 |
|---|---|---|---|
| 五 | 注意五个度 | 输注速度 | 循序渐进 |
| | | 液体温度 | 40 ℃ |
| | | 液体浓度 | 能量与液体比为 1∶1 |
| | | 耐受程度 | 总液体量 |
| | | 体位角度 | 坐位 90°,卧位 30°~45° |

（四）第四阶梯：部分肠内营养（PEN）＋部分肠外营养（PPN）

当 TEN 不能满足目标需要量的条件下,应该选择部分肠内营养（PEN）＋部分肠外营养（PPN）,或者在肠内营养的基础上补充肠外营养。

尽管完全饮食或全肠内营养是理想的方法,但是,在临床实际工作中 PEN＋PPN 是更现实的选择,对肿瘤患者尤为如此。因为厌食、早饱、肿瘤相关性胃肠病、治疗不良反应等,患者不想吃、吃不下、吃不多、不消化,此时的 PPN 或补充性肠外营养（supplemental parenteral nutrition,SPN）就显得特别重要。

（五）第五阶梯：完全肠外营养（TPN）

在肠道完全不能使用的情况下,完全肠外营养（TPN）是维持患者生存的唯一营养来源。决定选择 TPN 时,除了参考上述适应证外,还应该考虑患者的实际营养状况。肠外营养推荐以全合一（all-in-one,AIO）的方式输注,输注途径有外周静脉、经外周静脉穿刺的中心静脉导管（peripherally inserted central venous catheter,PICC）及中心静脉导管（central venous catheter,CVC）。

总之,营养不良治疗的五个阶梯实际上也是营养不良治疗的五种手段或方法,其中,营养教育是所有营养不良患者的基础治疗措施,是第一选择;饮食＋ONS 是居家患者最多的选择;PEN＋PPN 是围手术期患者最现实的选择。对营养不良的治疗来说,第一阶梯（饮食＋营养教育）是理想,第四阶梯（PEN＋PPN）是现实,第五阶梯（TPN）是无奈。

这五个阶梯既相互连续,又相对独立。一般情况下,我们应该遵循阶梯治疗原则,由下往上依次进行;但是阶梯与阶梯之间并非不可逾越,患者可能逾越上一阶梯直接进入上上层阶梯,而且不同阶梯常常同时使用,如饮食＋营养教育＋ONS＋PPN。在临床营养工作实践中,我们应该根据患者的具体情况,进行个体化的营养治疗。

# 第二节  营养教育

【情景导入】

我的朋友已经连续 3 周主动不吃早餐,说是为了减肥。作为她最好的朋友,我明知道这样的饮食行为是不妥的,但又不知道该如何说服她?

同学们,你身边有不吃早餐的朋友吗? 面对长期不吃早餐的朋友,我们该如何给予他们正确的指导呢?

营养与膳食学具有很强的社会实践性。作为营养与膳食学重要内容之一,营养教育集中地体现了营养与膳食学的实用性。让更多的人了解营养知识,了解营养学,是让更多的人重视营养学的前提。营养教育对提高全民营养意识,改变饮食行为,提升我国居民的体能和智力水平,预防营养不良和营养失衡,增强整体健康度具有重要意义。

## 一、营养教育的相关概念

### (一)营养教育的定义

营养教育是根据个体需要与食物来源,通过改变其认识、态度、环境作用以及对食物的理解过程,形成科学、合理的饮食习惯,从而达到改善人们营养状况的目的。营养教育主要通过营养信息交流,帮助个体或群体获得食物与营养知识,培养健康的生活方式,是健康教育的一个分支和组成部分。

营养教育的对象主要包含以下四类人群。

(1)个体层:指公共营养和临床营养工作者的工作对象。

(2)组织机构层:包括学校、部队、机关和企业等。

(3)社区层:包括餐馆、食品店、医院等各种社会智能机构。

(4)政策和传媒层:包括政府部门、大众传播媒介等。

### (二)营养教育的主要内容

营养教育的目的在于提高各类人群对营养与健康的认识,消除或减少不利于健康的膳食营养因素,改善营养状况,预防营养不良及相关疾病的发生,提高人们健康水平和生活质量。

营养教育主要包含以下四个方面的内容。

**1.组织全民学习营养基础知识**　对从事食品加工、餐饮、农业、商业、医疗卫生、疾病防控等部门的有关人员进行营养知识培训。加强中国居民膳食指南、中国食物成分表、食物血糖指数等营养基础教育工作。

**2.强化青少年营养健康知识**　青少年是祖国的未来,他们的健康关系到民族的兴旺,青少年健康水平的高低,是衡量营养教育工作成败的重要标志。将食物与营养知识纳入中小学课程,使学生懂得平衡膳食的原则,充分注意营养的均衡搭配,尤其重视微量元素的补充,培养良好的饮食习惯,提高自我保健能力。

**3.加强医护人员及患者的营养意识**　国内外资料表明,医院患者中营养不良的概率超过60%,许多患者不是死于疾病本身而是死于营养不良,由于患者和临床医护人员缺乏营养知识,营养治疗不能正常开展,不仅增加医疗开支,也影响医疗质量。所以对医护人员和患者实施营养教育是未来工作的重点。将营养工作人员纳入初级医疗卫生保健服务体系,提高初级卫生保健人员和居民的营养知识水平,科学合理地利用当地食物资源改善营养状况。

**4.倡导营养专业人员开展营养科普宣传**　目前,我国的营养宣教还远远没有达到应有的广度和深度。许多报纸杂志刊登的营养科普文章,由非专业人员编写,一些过时的、粗制滥造的,甚至是伪科学的内容乘虚而入,对人们产生误导。因此,呼吁更多的营养专业人员利用各种宣传媒介,广泛开展群众性营养宣传活动,倡导平衡膳食模式和健康生活方式,纠正不良饮食习惯,科学指导人们的膳食。

### (三)营养教育方式

营养教育方式常包括以下四种。

**1.面对面教育**　包括营养讲座、咨询、指导等。

**2.参与式教育**　包括小组讨论、案例分析、角色扮演等。

**3.自媒体**　包括公众号、视频号等自媒体,这种宣教方式能达到快速传播的效果。

**4.宣传材料和用具**　包括制作宣传折页、小册子、画册等宣传材料;定制定量盐勺、油壶、体格测量尺等教育工具。

## 二、营养教育方案的实施步骤

营养教育要针对不同人群,使用不同的方式方法。通过"有计划、有组织、有系统、有评价"的"四有"原则开展营养教育活动。

（一）营养教育方案制作步骤

**1. 有计划**　即制订营养教育计划。首先分析存在的营养问题,并具体分析与知识、态度、行为有关的营养健康问题,确定营养干预的目标。然后有针对性地制订营养教育工作计划、评价计划和经费预算。

**2. 有组织**　即准备营养教育资料和预实验。要求组织者提前准备好适合教育对象的相关营养教育材料,要求内容科学、通俗易懂、图文并茂。为了使宣传材料内容准确、合适,在大多数设计工作完成后,需要提前进行预实验,以便得到反馈意见,进行修改完善。

**3. 有系统**　即系统实施营养教育计划。制订宣传材料和活动时间表,并通过所确定的传播途径把计划中要宣传的营养内容准确的传播给教育对象。

**4. 有评价**　即营养教育的效果评价。可通过近期、中期、远期的效果评价反映营养教育的效果。近期效果一般指目标人群的知识、态度、信息、服务的变化。中期效果主要指行为和危险因素的变化。远期效果指人们营养健康状况和生活质量的变化。

（二）营养教育方案的实施

营养教育方案的实施分为营养信息传播和营养行为干预两类。营养干预五阶梯模式中饮食＋营养教育是一项经济、实用而且有效的营养行为干预措施,也是所有营养不良治疗的基础。

那么,如何对住院患者进行营养教育?其中,包括营养咨询、饮食指导及饮食调整,具体实施步骤如下。

**1. 评估营养不良严重程度**　用通用的营养评估量表,如主观整体评估(SGA)、患者主观整体评估(PG-SGA)、微型营养评估(MNA)等量表对不同患者的营养不良进行评估,判断营养不良的严重程度(轻、中、重度),为进一步治疗提供指导。

**2. 判断营养不良类型**　通过膳食调查、实验室检查、人体成分分析等手段明确营养不良的类型,如能量缺乏型营养不良(消瘦型营养不良)、蛋白质缺乏型营养不良(水肿型营养不良)、蛋白质-能量营养不良(混合型营养不良),从而使营养治疗更加有针对性。

**3. 分析营养不良的原因**　了解患者的家庭背景、社会支持、文化程度、宗教信仰、经济状况等,了解疾病的病理生理、治疗情况及其对饮食和营养的影响,从而分析患者营养不良的原因,如经济拮据、照护不周、食物色香味问题、食欲下降、咀嚼障碍、吞咽困难、消化不良、胃肠道梗阻、排便异常、治疗干扰及药物影响等。

**4. 提供个体化饮食指导**　在详细了解患者营养不良严重程度、类别及原因的基础上,提出针对性的、个体化的营养教育、饮食指导及饮食调整建议,如调整饮食结构,增加饮食频次,优化食物加工制作,改善就餐环境等。

**5. 讨论或处理营养不良的非饮食因素**　除个体化饮食指导,还应该积极与患者及其家属讨论营养不良的家庭、社会、宗教信仰及经济原因,与相关专家讨论导致营养不良的疾病以及心理、生理问题,如疼痛、厌食、吞咽困难、药物影响等,寻求解决营养不良的办法。

### 三、营养信息交流技巧

营养信息交流技巧是引起教育对象特定的心理和行为反应,从而有效地实现健康传播的预期目的而采取的策略和方法。常见的营养信息交流技巧如下。

（一）提问技巧

提问是交流中获取信息,加深了解的重要手段。有技巧的提问,可以鼓励对方倾谈,从而获得所期望的信息。常见的提问方式如下。

**1. 封闭式提问**　这种提问方式适用于收集简明的事实性资料,一般要求对方只能用简短而确切的方式回答。常见的答案有"是"或"不是","好"或"不好","有"或"没有",以及名称、地点、性别、年龄、数量等一类问题的答案。如"您的年龄是多少?""您昨天吃了几餐?"等。

**2. 开放式提问**　这类问题比较笼统,没有标准答案。适用于引导对方说出自己的感觉、认识、态度和想法,有助于谈话者真实地反馈情况,并有助于患者的心理宣泄,表达被压抑的情感。其常用的句式有"您觉得这份午餐怎么样?""您更喜欢吃哪些食物?"等。

**3. 探索式提问**　即探究式提问,适用于对某个问题刨根问底。这类问题一般是提问者想要更深层次了解对方存在的问题和某种认识、行为产生的原因,常常需要进行更深层次的提问,也就是再问一个"为什么"。如"您为什么喜欢这份午餐呢?""您为什么觉得这些食物更可口呢?"。

**4. 偏向式提问**　偏向式提问又称诱导式提问,这类问题一般提问者会把自己的看法和观点加在问话中,有暗示对方给出自己想要得到的答案的倾向。如"今天的饭菜还不错吧?"更容易使人回答"是的,不错。"

**5. 复合式提问**　复合式提问指在一句话中包含了两个或两个以上的问题,如"您是否经常给孩子吃蔬菜和坚果?"其中,是否经常吃是一个问题,蔬菜和坚果是两类食品又是一个问题。此类问题容易使回答者感到困惑,不知如何回答,且易顾此失彼。因此,在任何交流场合,都应该避免使用复合式提问。

（二）反馈技巧

反馈及时是人际传播的一个重要特点。反馈技巧是指对对方表达出来的情感或言行做出恰当的反应,可使谈话进一步深入,也可以使对方得到激励和指导。常用的反馈技巧如下。

**1. 肯定性反馈**　对对方的正确言行表示赞同和支持。在交谈时,适时地插入"是的""很好"等肯定性反馈会使对方感到愉快,受到鼓舞而易于接受。除语言外,还可以用点头、微笑、拍肩等非语言形式表达肯定。

**2. 否定性反馈**　对对方不正确的言行或存在的问题提出否定意见。为了取得预期效果,否定性反馈须注意两个原则,一是首先肯定对方值得肯定的方面,力求心理上的接近;二是用建议的方式指出问题所在。如"您这样说有一定道理,但是……",而不要直截了当地否定。

**3. 模糊性反馈**　向对方做出表示没有明确态度和立场的反应。如说"是吗?""哦"等,适用于暂时回避对方某些敏感问题或难以回答的问题。

**4. 鞭策性反馈**　有些情况下,营养教育需要向教育对象提出挑战,向他提出更高的要求和行为目标。这种反馈称为鞭策性反馈。

（三）非语言传播技巧

非语言传播技巧指以动作、姿态等非语言形式传递信息的技巧。非语言传播技巧是人的心理活动的自然反应,是无意识的,常融合在说话、倾听、反馈、提问等技巧之中。交谈过程中非语言传播技巧的使用注意事项如下。

**1. 注意运用动态体语**　即通过无言的动作来传情达意,如用手势来强调某事的重要性。

**2. 注意个人的仪表形象**　与行为举止一样,仪表形象能够显示人的身份、气质、态度及文化修养,有着丰富的信息功能。

**3. 恰当运用类语言**　类语言指说话时语言、语调、节奏以及鼻音、交流喉音等辅助性发音。在交谈中适度地改变声调、音量和节奏,可有效地引起交流对象的注意,调节气氛。

**4. 创造适宜的空间**　首先安排适宜的交谈环境,安静整洁的环境给人以安全感和轻松感;其次应与交流对象保持一定的距离,双方相对高度相对等高。

（四）宣传技巧

宣传是宣传者试图通过信息交流来改变他人的态度和行为的一种活动。一场成功的宣传需要:有威望、令人信赖的宣传者;积极参与的被宣传者;有针对性的宣传内容与方法;融洽的宣传气氛。

常用的宣传技巧如下。

**1. 恐惧唤醒法**　恐惧唤醒法能够激发人们的危机意识和紧张心理,促成他们的态度和行为的改变。如"不要生吃瓜果,防止肠道传染病""不要多吃油炸熏制食品,以防胃癌"。这种通过"敲警钟"的方式来刺激人们的恐惧心理,以产生健康动机,是一种必要的、有效的劝导手段。

**2.论证法**    为使对方改变态度,需要以充分的理由作为论据,也就是我们常说的"晓之以理"。这种论证法一般可以通过以下方式发挥作用。

(1)直接证明:运用事实和道理作为依据,证明自己观点的正确性和真实性。

(2)间接证明:又称反证法,即运用反驳的方法证实某观点是不对的,间接证明自己观点的正确性和真实性。

(3)归谬法:不直接反对对方的错误观点,而是假设对方观点正确,然后引出对方不得不承认的荒谬结论,心甘情愿地放弃原有的错误观点,而接受劝告。

**3.人际效应法**    在人际交往中,适当地运用名片效应、情感效应、首因效应等可以改变个人态度的心理效应,来提高劝服的效果。这就是我们常说的"动之以情"。如"我理解您的处境,要是我,当时也会那样做。"当你亮出这种"名片",可以让对方减少防御心理,易于接受劝导。

# 第三节  医 疗 膳 食

【情景导入】

张大爷,76岁,患原发性高血压10年,平时喜好甜食,忌食辛辣、海鲜等。本次因急性肠胃炎生病住院,进食较困难,短短3天体重下降2 kg。

结合张大爷的病情,我们应该给予哪类医疗膳食?

医疗膳食是营养性疾病的基本治疗方法,它有消除病因、调节机体代谢功能、增强人体免疫力的作用,对某些疾病也有着辅助治疗的作用。随着临床营养学科的发展,医疗膳食在医院疾病综合治疗中和慢性病的防治中都发挥着越来越重要的作用。

## 一、基本膳食

医院基本膳食也称常规膳食。其膳食结构、能量和各种营养素配比、三餐分配均遵循平衡膳食的原则。一般医院大部分住院患者都采用此类膳食,大多数治疗膳食也是在基本膳食的基础上衍变而来。基本膳食包括普食、软食、半流质饮食、流质饮食。

(一)普食

**1.特点**    与健康人所用的膳食基本相同,是一种能量充足、营养素全面、比例合适的平衡膳食。每日供应早、午、晚三餐,每餐间隔4～6 h。

**2.适用对象**    适用于体温正常,咀嚼功能正常,消化吸收功能无障碍,不需要限制任何营养素的恢复期患者。

**3.膳食原则**

(1)膳食配制应以食物多样、营养均衡为原则。

(2)满足能量与营养素的需求。蛋白质70～90 g,全日能量1800～2500 kcal,膳食中蛋白质提供的能量占总能量的12%～15%,脂肪提供的能量占总能量的20%～30%,碳水化合物提供的能量占总能量的50%～65%。

(3)品种应多样化,以保证充足的维生素和矿物质。

(4)食物烹调应科学合理,注重色、香、味、形,以提高患者食欲并促进消化。

(5)食物选择:可选用谷薯类、各种蔬菜水果、鱼虾、肉禽、奶类、豆类及豆制品、坚果等。避免选择容易引起不良反应,难消化,具有刺激性,易胀气的食物,如辛辣食物、油炸食物、气味浓烈的调味品。

(二)软食

**1.特点**    软食是介于普食和半流质饮食之间的过渡膳食,所含膳食纤维少、质地软、易咀嚼和消化。每日供应3～5餐。

**2.适用对象**　适用于牙齿咀嚼困难、消化不良、轻度发热、手术恢复期、消化性溃疡恢复期的患者,以及老年人和幼儿等。

**3.膳食原则**

(1)膳食构成应符合平衡膳食原则。

(2)能量和蛋白质供给量略低于普食,总能量 1800~2200 kcal,蛋白质 70~80 g。

(3)食物无刺激、易消化。选用含膳食纤维少、肌肉纤维较硬的食物,肉类食材应去骨、切小、制软。

(4)食物选择:主食以粥、馒头、软饭、面条为主,可选择肉丝、肉糜、肉饼、红烧鱼、清蒸鱼、鱼片、虾仁、鸡丁、鸡丝、炒蛋、冬瓜、番茄、碎菜、土豆、豆腐等,避免油炸食物、大块的肉、带骨禽类、韭菜、芹菜、豆芽、咸鱼、咸肉等。

(三)半流质饮食

**1.特点**　质地介于软食和流质饮食之间,是一种过渡膳食。每日供应 5~6 餐。

**2.适用对象**　适用于发热、消化道疾病、口腔疾病或咀嚼困难、外科手术后的患者。

**3.膳食原则**

(1)符合平衡膳食原则。

(2)能量供给适宜,全日能量 1500~1600 kcal,蛋白质 50~60 g。

(3)选用无刺激的半固体食物。

(4)食物应细、软、碎,膳食纤维含量少,易咀嚼和吞咽,呈半流质状态。

(5)少量多餐,通常每日 5~6 餐,每餐总容量为 300 mL 左右。

(6)食物选择:可选择稀饭、小馒头、细面条、馄饨、肉末粥、菜叶粥、面包、饼干等,避免含膳食纤维较多的食物,大块的肉等。

(四)流质饮食

**1.特点**　流质饮食呈液体状,比半流质饮食更易吞咽和消化。能量低,所供营养素不足,只能短期(1~2 天)使用。通常使用的流质饮食分为普通流质、浓流质、清流质、冷流质和不胀气流质。每日供应 6~7 次。

**2.适用对象**　适用于高热、大手术后、急性消化道炎症、吞咽困难、危重症患者和部分临床鼻饲患者。

**3.膳食原则**

(1)所供能量、蛋白质和其他营养素均不足,只能短期或过渡期应用。全日能量 800~1000 kcal,蛋白质 20~40 g。

(2)少量多餐,每日供应 6~7 次,每次容量为 250~400 mL,每日总容量为 2000 mL 左右。

(3)避免过咸、过甜或过酸。

(4)食物选择:可选择牛奶、蒸蛋、米汤、米糊、土豆泥、浓汤、菜汁、果汁、藕粉、豆浆等,避免块状、粒状或固体的食物,清流质等特殊流质饮食应按照患者的实际需要进行配制。

【拓展阅读】

### 正确认识平衡膳食模式

平衡膳食是指摄入食物的种类齐全、数量充足、比例合适,能够满足人体营养需要的合理膳食。正确的饮食结构是身体健康的前提,平衡膳食模式能最大限度满足不同人群的营养和健康需求,但平衡膳食模式不是唯一的健康饮食模式,还有其他膳食模式可供参考,包括"得舒饮食"(DASH diet)模式、地中海饮食模式、"星球健康饮食"模式。

### 二、治疗膳食

医院治疗膳食是在基本膳食的基础上,根据患者的病情,适当调整膳食的营养成分,以满足疾病需要,从而达到治疗或辅助治疗疾病、促进患者康复的目的。

（一）高蛋白质膳食

**1. 特点**　本膳食中蛋白质的供给量高于正常人膳食标准。在供给所需能量上以千克体重算，每日每千克标准体重供给蛋白质 1.2～2 g，蛋白质所供能量占总能量的 15%～20%。

**2. 适用对象**　适用于各种原因引起的营养不良、手术前后、低蛋白血症、贫血、结核病患者等。

**3. 膳食原则**

（1）在能量供给充足的情况下，增加膳食中优质蛋白质的供给量，占总蛋白质的 1/3～2/3，蛋白质总量为 90～120 g。

（2）对食欲欠佳的患者，可采用 40%～80% 蛋白质的高蛋白配方制剂，如酪蛋白、乳清蛋白、大豆分离蛋白等。

（3）食物选择：在基本膳食基础上，增加蛋类、瘦肉、鱼类、禽类、乳类及其制品、豆类及其制品。避免选择容易引起过敏反应的食物。

（二）低蛋白质膳食

**1. 特点**　本膳食在控制蛋白质含量的前提下，提供充足的能量和其他营养素，以改善患者的营养状况。一般蛋白质总量为 20～60 g。

**2. 适用对象**　本膳食适用于急性肾炎、慢性肾衰竭、急性肾衰竭少尿期、肝昏迷前期、膳食中需严格限制蛋白质总量者。

**3. 膳食原则**

（1）根据肝、肾功能确定每日蛋白质的含量。

（2）每日膳食中的能量供给充足，为了使允许摄入的蛋白质得到充分利用，供给充足的非氮热量，以节约蛋白质，同时还可以减少体内蛋白质的分解。必要时可采用低蛋白淀粉膳食，以增加能量。

（3）肾功能下降者，优先选择肉类、蛋类、奶类等优质蛋白质，适量采用麦淀粉代替部分主食，以降低植物性蛋白质的摄入量。

（4）肝功能衰竭者，应选含高支链氨基酸、低芳香族氨基酸食物，如以豆类蛋白、乳类蛋白为主的食物，限制肉类蛋白质。

（5）维生素、矿物质等营养素供应应合理。

（6）水的摄入量应根据尿量和呕吐、腹泻等情况综合考虑，必要时可控制水的摄入量。

（7）食物选择：谷类、水果、蔬菜、麦淀粉、藕粉等。避免刺激性调味品，除规定数量外，限用其他蛋类、乳类、肉类、豆类等蛋白质含量丰富的食物。

（三）低盐膳食

**1. 特点**　本膳食需控制全日膳食含盐量为 1～4 g，通过调整膳食中的含盐量来纠正水钠潴留，以维持机体水和电解质的平衡。

**2. 适用对象**　适用于高血压、心力衰竭、急性肾炎、妊娠高血压综合征以及各种原因导致的水钠潴留患者。

**3. 膳食原则**

（1）限制每日膳食中含盐量为 1～4 g，根据病情适时调整，水肿较严重者控制在 1 g/d。

（2）本膳食的用盐量应在食物准备和烹调前，且应用天平称量后加入。

（3）合理选择烹调方法，提高患者食欲。

（4）食物选择：除限用食物外，其他食物可正常使用。避免咸煎饼、咸豆干、香肠、火腿、咸蛋、咸肉、腊肉、酱鸭、咸菜等一切盐腌制品。

【拓展阅读】

生活控盐小技巧

（1）使用定量盐勺，每餐按量放入菜肴。

（2）善用其他调味品替代用盐调味。例如多用陈醋、柠檬汁、香料、姜、蒜等。

(3)合理使用低钠盐,减少钠的摄入量。

(4)改变烹调方法,多采用蒸、煮、炖等,享受食物天然的味道。

(5)少吃高钠食品,如高钠的零食、加工食品、罐头食品、腌制食品等。

(6)在外点菜时主动要求少盐,优选原味蒸煮等低盐菜品。

(7)烹饪时不要过早放盐,以免盐渗入食物中。菜出锅前再放盐可以使食盐集中在食物表面,让味蕾感受到较强的咸味。

(四)低钠膳食

**1.特点** 本膳食的含钠量为 300~500 mg,需在医务人员的监测下短期使用。

**2.适用对象** 本膳食适用于肝硬化腹水、肾脏疾病伴随严重水肿、其他水钠潴留患者。

**3.膳食原则**

(1)除禁用食盐和含盐调味品外,还应避免含钠较高的食物,包括用碱制作的馒头、面条,用苏打粉做成的糕点。

(2)选用低钠食物,忌用某些含钠高的蔬菜,如油菜薹、蕹菜、芹菜、茴香、茼蒿等。

(3)使用期间密切关注血钠情况,防止发生低钠血症。

(4)食物选择:避免皮蛋、海产品,含盐或碱的馒头、糕点,含钠高的蔬菜,含钠高的腌制品和调味品。

(五)低脂膳食

**1.特点** 低脂膳食需控制膳食中的脂肪含量以改善脂肪代谢和吸收不良引起的各种疾病。根据患者的疾病情况,对脂肪的控制量不同,低脂膳食一般可分成一般限制、中等限制和严格限制三种类型。

**2.适用对象** 本膳食适用于急/慢性肝炎、肝硬化、胆囊疾患、胰腺炎、高脂血症、冠心病、高血压、肥胖患者等。

**3.膳食原则**

(1)限制膳食中脂肪含量。

(2)合理选择烹调方法,多选择蒸、煮、炖、煲、烩等。

(3)食物选择:可选择谷类、非油炸的瘦肉、禽类、鱼肉、脱脂乳制品、蛋类、豆类、蔬菜及水果等。忌用脂肪含量高的食物,如肥肉、蛋黄、坚果、油酥点心等。

(六)低胆固醇膳食

**1.特点** 在低脂膳食的原则上,限制每日膳食中的胆固醇含量。

**2.适用对象** 本膳食适用于高胆固醇血症、高甘油三酯血症、高脂蛋白血症、高血压、动脉粥样硬化、冠心病、胆石症、肥胖患者等。

**3.膳食原则**

(1)控制总能量摄入。

(2)控制脂肪含量,在低脂膳食的基础上,限制胆固醇的食物,胆固醇摄入量应限制在 300 mg 以下。

(3)多选用橄榄油、茶籽油等单不饱和脂肪酸含量高的油脂。

(4)适当增加膳食纤维,有助于降低血胆固醇。

(5)食物选择:各种谷类、低脂牛奶、去皮禽肉、鱼、虾、兔肉、蛋清、蔬菜、水果。避免油条、油饼、油酥点心、全脂奶、肥禽、蟹黄、牛羊猪肉及其他脂肪含量高的食物,以及鱿鱼、乌贼、动物内脏等胆固醇含量高的食物。

**(七)少渣膳食**

**1.特点** 本膳食需要限制膳食中的膳食纤维,又称为低渣膳食。

**2.适用对象** 本膳食适用于消化道狭窄并有梗阻危险的患者。

**3.膳食原则**

(1)食物应切碎、煮软,做成泥状。忌用油炸、油煎食物。

(2)膳食供应要少量多餐、能量充足。

(3)限制膳食中膳食纤维的含量。尽量减少用富含膳食纤维的食物,蔬菜选用嫩叶、花果部分,瓜类要去皮,水果做成果汁。

(4)长期缺乏膳食纤维,易导致便秘、痔疮、肠憩室等疾病的发生。因此少渣膳食不宜长期使用。

(5)食物选择:可选择用精细米制作的粥、烂饭、面包等;切碎制成的肉糜、肝泥等;豆浆、豆腐脑等以及去皮制软的瓜茄类。避免使用富含膳食纤维的食物,大块的肉类和含油脂高的食物,避免使用刺激性强的食物或调味品。

**(八)高纤维膳食**

**1.特点** 本膳食需增加膳食中的膳食纤维(包括纤维素、半纤维素、木质素和果胶)。建议膳食纤维含量为 30～60 g。

**2.适用对象** 本膳食适用于无张力便秘、无并发症憩室病、肛门手术恢复期,以及其他需要增加膳食纤维的慢性病(如高胆固醇血症、糖尿病等)患者。

**3.膳食原则**

(1)在普食的基础上,增加含膳食纤维的食物,如韭菜、芹菜、蒜薹、豆芽、粗粮、麦麸、全谷类食物等。

(2)饮水,每日饮水 6～8 杯(3000 mL),可空腹饮用淡盐水或温开水,以刺激肠道蠕动。

(3)食物选择:可选择粗粮、玉米、糙米、全麦面包、各种豆类、芹菜、韭菜、小白菜、菠菜、萝卜、香菇、海带、魔芋等。避免辛辣刺激、过于精细的食物。

**(九)高能量膳食**

**1.特点** 每日总能量供给在 2000 kcal 以上,每日供给的能量每千克体重在 35 kcal 以上,能满足营养不良和高代谢患者的需要。

**2.适用对象** 本膳食适用于严重烧伤和创伤、高热、体重过低、贫血、结核病、伤寒、甲状腺功能亢进、疾病恢复期患者。

**3.膳食原则**

(1)在平衡膳食的基础上,增加膳食的能量。

(2)膳食设计应降低胆固醇、饱和脂肪酸和碳水化合物的摄入量,避免因高能量膳食造成高脂血症。

(3)食物选择:同普食。

**【课程思政板块】**

近年来,我国开展的营养信息传播和行为方式很多。其中,我国最大的营养教育活动,应该是每年 5 月第三周组织的"全民营养周"活动。"全民营养周"活动是贯彻落实国务院《健康中国行动(2019—2030 年)》《国民营养计划(2017—2030 年)》的重要措施,截至 2021 年已连续成功举办七届。

每年的"全民营养周"都会有一个响亮的主题,比如 2022 年的传播主题为"会烹会选 会看标签"。其口号为"健康中国 营养先行""膳食新指南 健康常相伴"。主要任务为贯彻落实健康中国合理膳食行动和国民营养计划,开展新版中国居民膳食指南核心信息的宣传教育,围绕"会烹会选 会看标签",推动国民健康饮食习惯的形成和巩固,培养健康选择、健康购物行为,将合理膳食行动落到实处。

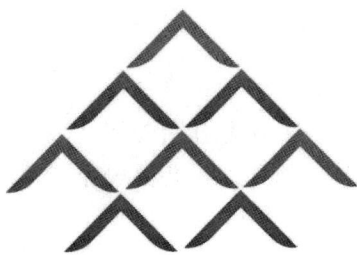

全民营养周
NATIONAL NUTRITION WEEK

扫码看答案

班级活动:围绕"健康中国 营养先行"全民营养周的主题活动,结合自己身边的营养问题,运用本章节中营养教育方案的实施步骤,开展一次小组营养教育实践活动,并在活动后写出心得体会。

## 同步练习

### 一、单项选择题

1.关于软食的描述,下列正确的是(　　)。

A.介于半流质饮食和流质饮食之间　　B.比普食更容易消化

C.适用于消化功能正常者　　　　　　D.适用于高热者

2.低盐膳食中盐的每日摄入量为(　　)。

A.1~3 g　　　　B.1~4 g　　　　　C.2~4 g　　　　　D.1~5 g

3.下列膳食中不属于平衡膳食的是(　　)。

A.普食　　　　B.软食　　　　　C.半流质饮食　　　　D.流质饮食

4.下列哪项不属于营养教育方式?(　　)

A.营养讲座　　B.角色扮演　　　C.非语言传播　　　　D.定量油壶

5.下列不属于营养紊乱的是(　　)。

A.营养不良　　　　　　　　　B.营养不足

C.微量营养素异常　　　　　　D.营养过剩

6.营养筛查的最佳时机是(　　)。

A.入院 12 h 内　　　　　　　B.入院 24 h 内

C.入院 48 h 内　　　　　　　D.入院 72 h 内

7.关于 BMI,以下哪一项属于超重?(　　)

A.20.5　　　　B.22.5　　　　　C.24.5　　　　　D.28.5

8.最理想的阶梯模式是(　　)。

A.饮食＋营养教育　　　　　　B.饮食＋ONS

C.TEN　　　　　　　　　　　D.PEN＋PPN

### 二、多项选择题

1.下列人群中可选择高能量膳食的是(　　)。

A.肥胖患者　　　　　　　　　B.严重烧伤和创伤患者　　　　　C.结核病患者

D.疾病恢复期患者　　　　　　E.以上都是

2.下列符合低胆固醇膳食原则的有(　　)。

A.控制总能量摄入

B.控制脂肪摄入量

C.多选用橄榄油、茶籽油等单不饱和脂肪酸含量高的油脂

D. 限制膳食纤维的摄入量

E. 油炸食物

3. 营养教育的主要对象有哪些?（　　　）

A. 公共营养师　　　　　　　　B. 临床营养师　　　　　　　C. 学校、部队、机关

D. 餐馆、食品店、医院　　　　E. 大众传播媒介

## 三、判断题

1. 低胆固醇膳食中,建议胆固醇的摄入量应小于 300 mg。（　　　）

2. 少渣膳食需要限制膳食纤维的摄入量。（　　　）

3. 流质饮食可以长期使用。（　　　）

4. 半流质饮食介于软食和流质饮食之间。（　　　）

5. 营养教育集中地体现了营养与膳食学的实用性。（　　　）

[1]   臧少敏.老年人营养与膳食[M].北京:中国人民大学出版社,2015.

[2]   臧少敏,王友顺.老年营养与膳食保健[M].北京:北京大学出版社,2013.

[3]   李晓彬,任艳萍.老年营养与膳食指导[M].成都:西南交通大学出版社,2020.

[4]   季兰芳.营养与膳食[M].4版.北京:人民卫生出版社,2019.

[5]   石汉平,李薇,齐玉梅,等.营养筛查与评估[M].北京:人民卫生出版社,2014.

[6]   陆金春,李春德,黄宇烽.临床检验报告速查手册[M].上海:第二军医大学出版社,2009.

[7]   周芸.临床营养学[M].4版.北京:人民卫生出版社,2017.

[8]   杨月欣.营养配餐和膳食评价实用指导[M].北京:人民卫生出版社,2008.

[9]   中国营养学会.中国居民膳食指南(2016)[M].北京:人民卫生出版社,2016.

[10]   中国营养学会.中国居民膳食营养素参考摄入量(2013版)[M].北京:科学出版社,2014.

[11]   孙长颢.营养与食品卫生学[M].8版.北京:人民卫生出版社,2017.

[12]   中华医学会,中华医学会杂志社,中华医学会全科医学分会,等.肥胖症基层诊疗指南(2019年)[J].中华全科医师杂志,2020,19(2):95-101.

[13]   顾景范,杜寿玢,郭长江.现代临床营养学[M].2版.北京:科学出版社,2009.

[14]   中国肥胖问题工作组数据汇总分析协作组.我国成人体重指数和腰围对相关疾病危险因素异常的预测价值:适宜体重指数和腰围切点的研究[J].中华流行病学杂志,2002,23(1):5-10.

[15]   中华医学会糖尿病学分会.中国2型糖尿病防治指南(2020年版)[J].中华糖尿病杂志,2021,13(4):315-410.

[16]   中国高血压防治指南修订委员会,高血压联盟(中国),中华医学会心血管病学分会,等.中国高血压防治指南(2018年修订版)[J].中国心血管杂志,2019,24(1):1-46.

[17]   胡大一.心血管内科学高级教程[M].北京:人民军医出版社,2014.

[18]   中华医学会内分泌学分会.中国高尿酸血症与痛风诊疗指南(2019)[J].中华内分泌代谢杂志,2020,36(1):1-13.

[19]   杨月欣,葛可佑.中国营养科学全书[M].2版.北京:人民卫生出版社,2019.

[20]   王兴国.中老年营养百科[M].北京:化学工业出版社,2021.

[21]   于康.临床营养治疗学[M].2版.北京:中国协和医科大学出版社,2008.

[22]   李增宁,石汉平.临床营养操作规程[M].北京:人民卫生出版社,2016.